COUP D'ŒIL

SUR LA

SOURCE LITHIUM

DE

SANTENAY (Côte-d'Or)

Eau minérale chlorurée sulfatée sodique forte, chlorurée potassique et sulfo-carbonatée calcique

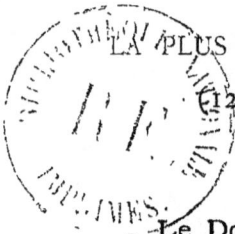

LA PLUS RICHE EN CHLORURE DE LITHIUM

(12 centigrammes environ par litre)

PAR

Le Docteur Ch. THOMAS-CARAMAN

(La *Source Lithium de Santenay* réunit les propriétés les plus importantes des Sources principales de Kissingen, Carlsbad, Marienbad, Salzschlirf, à l'étranger; de Vichy et Contrexeville, en France.)

PARIS

O. DOIN, LIBRAIRE-ÉDITEUR

8, Place de l'Odéon

—

1893

COUP D'ŒIL

SUR LA

SOURCE LITHIUM

DE

SANTENAY (Côte-d'Or)

Eau minérale chlorurée sulfatée sodique forte, chlorurée
potassique et sulfo-carbonatée calcique

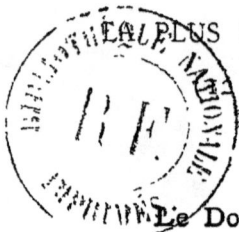

LA PLUS RICHE EN CHLORURE DE LITHIUM

(7 centigrammes environ par litre)

PAR

Le Docteur Ch. THOMAS-CARAMAN

(La *Source Lithium de Santenay* réunit les
propriétés les plus importantes des Sources principales de Kissingen, Carlsbad, Marienbad,
Salzschlirf, à l'étranger; de Vichy et Contrexeville, en France.)

———— ·≈≈· ————

PARIS

O. DOIN, LIBRAIRE-ÉDITEUR

8, Place de l'Odeon

—

1893

MACON, PROTAT FRÈRES, IMPRIMEURS.

COUP D'ŒIL

SOURCE LITHIUM DE SANTENAY

(COTE-D'OR)

~~~~~~~~~~~~

SITUATION — HISTORIQUE

Santenay, joli bourg de 1,600 habitants, dans la vallée de la Dheune, à 16 kilomètres de Beaune, possède un service d'eau potable que pourraient lui envier de riches cités. Nombreuses bornes-fontaines la distribuent aux habitants. Les maisons, bâties sur caves remarquables, luxe utile et commun en Bourgogne, bordent des rues larges, aérées où l'on rencontre à chaque pas de belles propriétés entourées de jardins, souvent même de grands parcs aux arbres séculaires, d'essences diverses. Dans l'une d'elles aux confins du village, on admire deux majestueux platanes ayant six mètres et demi de circonférence.

L'histoire de Santenay remonte dans la nuit des temps. Sous la domination romaine c'était une imposante cité, desservie par une de ces *vias* étonnantes, la *via* de Beaune, dont on a récemment retrouvé des tronçons très bien conservés.

Il n'est pas rare du reste que des fouilles mettent à jour des médailles romaines, des débris de statues, des parcelles de mosaïque.

Au mois de juin 1892, en enlevant un tas de pierres au fond de son jardin, un habitant découvrit l'orifice d'un puits romain en excellent état. Il le déblaya, le cura et en retira nombre d'antiquités curieuses, entre autres une buire munie d'une anse richement ciselée, terminée haut et bas par une tête aux traits d'un fini remarquable. Le Musée St-Germain vient de lui acheter six cents francs ce précieux objet.

Toujours est-il qu'aujourd'hui ce bourg se trouve divisé en deux sections séparées par des vignobles. Santenay le Bas et Santenay le Haut, distants de 700 mètres, constituent évidemment les deux points extrêmes de la ville passée.

ALTITUDE — OROGRAPHIE

De 217^m 8 à la gare, elle tombe à 211 mètres au niveau de la rivière la Dheune, se relève à 230 mètres au Canal du Centre et atteint 410 mètres au bois de Varcot, l'une des crêtes les plus élevées du versant nord des montagnes méridionales. En revenant sur ses pas, on note 219 mètres à la grande place du jet d'eau de Santenay le Bas, 250 mètres à l'esplanade de l'ancienne Eglise St-Jean et 550 mètres au Calvaire ou Mont des trois Croix, l'un des points culminants du versant méridional des monts septentrionaux, fin de la célèbre Côte-d'Or. Mentionnons encore au Nord-Est les bois de *derrière* (sic), 500 mètres, et ceux de Chassagne; au Sud-Est, Bouzeron, Chassey, 350 mètres; au Sud, Bercully, 457 mètres; à l'Ouest, le Mont de Rome-Château dominant Paris-l'Hôpital, village de 600 habitants.

Tels s'élèvent par pentes plus ou moins raides, selon l'endroit, les monts limitant cette zone de la vallée de la Dheune, large de 4 kilomètres environ du Nord-Est au Sud-Est. Dans ce vaste cirque verdoyant, fertile descendent des vallons délicieux, comme celui de la Cuosanne dont les arbres verts, les fleurs, les roches et les cascades rappellent les plus jolis sites de la Suisse.

Du Calvaire le point de vue est enchanteur. Au Sud, à 22 kilomètres, Chalon-sur-Saône et la Saône; à l'Est, le Jura; dans le lointain les Alpes, le Mont-Blanc lui-même avec une lunette d'approche convenable. Çà et là, sur une colline, dans un pli de terrain, villages, bourgs, hameaux, châteaux en grand nombre. Après le Calvaire une combe, puis un plateau où l'on remarque une quantité de puits à extraction de sable à verre et la fameuse caverne des ossements fossiles incrustés dans ses parois. Bientôt on aperçoit Beaune au Nord-Est.

La vraie Côte-d'Or commence à Dijon et finit à Santenay. Elle court du Nord-Est au Sud-Ouest, tendant ses flancs abrités du nord aux baisers du soleil qui se condense dans ces vignes divines, sous les noms de Chambertin, Montrachet, Romanée-Conti, Clos-Vougeot, Pomard, Nuits, Beaune, Meursault, Chassagne, Santenay.

Ecoutez le Bourguignon d'antan :

> Aussitôt que la lumière
> Vient éclairer nos coteaux,
> Je commence ma carrière
> Par visiter mes tonneaux
>
> . . . .
> . . . .

Puis, fier des roses de son nez fleuri, il chante :

> . . . .
> Vois-tu sur la rive Maure
> Plus qu'à mon nez de rubis !

Au moment où j'écris, le phylloxera, ce minuscule insecte impitoyable a porté la désolation dans ces contrées bénies. La moitié des vignobles a disparu momentanément; mais l'on s'est mis à la lutte avec ardeur, on reconstitue avec fièvre et les beaux jours des fêtes des Bacchantes couronnant Silène et Bacchus renaîtront plus enivrantes que jamais, dans. . . . . . . quelque dix ans.

VOIES DE COMMUNICATION

Santenay (à 371 kilomètres de Paris) est desservi par la grande ligne de Paris-Lyon-Méditerranée et les lignes secondaires de Chagny-Santenay-Montchanin-Moulins et Chagny-Santenay-Autun-Nevers.

Du Nord, du Midi, du Centre, de l'Est et de l'Ouest on peut donc s'y transporter très facilement en quelques heures.

De Paris à Santenay. . . . .   8 heures.
De Lyon   id.   3   »
De Marseille id.   10   »

De Tours à Santenay............... 9 heures.
De Bordeaux id. .... 13 »
De Genève id. .... 6 »

HYDROGRAPHIE — APERÇU GÉOLOGIQUE

Un cours d'eau, la Dheune, qui reçoit la Cuosanne à Cheilly (2 kilomètres de Santenay) traverse la vallée en méandres capricieux, ombragés par un double rideau de peupliers, de saules et noyers. Cette rivière poissonneuse arrose des prés estimés et fournit des biefs à plusieurs moulins.

A quelques mètres en amont, serpente le beau canal du Centre unissant la Saône à la Loire, large de 20 mètres, profond de 2^m60, très poissonneux aussi, bordé d'arbres d'espèces différentes, de superbe venue, versant l'ombre aux promeneurs. Les barques glissent, légères, sur le miroir de l'onde au courant insensible, à la grande joie des canotiers. Quelques ruisseaux dévalent des monts, gros l'hiver, minces filets l'été. Mais la nappe d'eau douce est peu profonde à la vallée, puisque dans les pâtis communaux des creusements de quelques mètres ont fait jaillir, jusqu'à fleur de terre, des sources intarissables.

Au rapport des géologues, le territoire de Santenay, en raison de ses carrières d'extraction de pierre, de ses nombreux puits à sable verrier, se prête tout particulièrement bien à l'étude des divers terrains composant l'écorce terrestre.

Les monts de Santenay auxquelles font suite les montagnes du Morvan sont riches en minéraux très rares tels que le *spodumen, la tourmaline apyre, la lépidolithe, la pétalite,* qui font partie des roches de la zone inférieure des terrains tertiaires; plus profondément se trouvent les bancs de chlorures et sels divers dans les marnes irisées.

En prenant pour point de départ le niveau du fond de la vallée, on trouve, à 28 mètres de profondeur, le lias inférieur (terrain secondaire). A 33 mètres commence la série des marnes bigarrées et dolomies du Kupper. Du 60e jusqu'au 82e mètre on rencontre des bancs de grès alternant avec les marnes; de ces bancs de grès quelques-uns sont sableux, micacés, ferrugineux; sept mètres plus bas coulent des sources très abondantes sur un lit de roches très dures.

En de nombreux points, les couches sédimentaires ont été traversées par des laves de terrains ignés d'où la présence de granits, quartz, micas, feldspath à la surface du sol.

CLIMAT

Situé aux pieds du versant méridional de la Côte-d'Or qui la défend des outrages du Nord, Santenay à 220 mètres d'altitude jouit l'hiver (le haut principalement) d'un climat relativement doux. Les monts de Chassey, Becully, Rome-Château la protègent au Sud contre les trop grandes ardeurs du soleil. En été l'atmosphère y est tempérée par les courants d'air qu'engendre l'évaporation continuelle de l'eau des rivières et du canal qui baignent la vallée ouverte à l'Est et à l'Ouest.

La source Lithium jaillit à Santenay le Haut non loin des beaux arbres du grand pâtis qui lui sert de parc provisoire. En cet endroit, où murmurent des sources d'eau ordinaire, où l'on peut, à l'ombre des grands peupliers, diriger ses regards sur cette riche vallée on jouit, durant les heures chaudes des journées estivales, d'une température agréable.

L'air est pur, vif, tonique, et l'on ne constate en aucune saison dans ce bienheureux pays, m'ont affirmé des confrères, ces grandes variations si nuisibles à la santé et si communes, même en été, dans des stations humides ou moins bien abritées. Du reste, la qualité et le parfum des vins faisaient prévoir cette égalité de température.

En résumé : protection au Nord et au Sud, large vallée ouverte à l'Est et à l'Ouest, traversée par des brises dues à l'évaporation normale susmentionnée, fertilité du sol, facile écoulement des eaux, telles sont les conditions réunies qui assurent à Santenay une grande salubrité et un climat tempéré sans variations notables.

LA SOURCE LITHIUM

Découverte en 1889, elle jaillit au dessus du sol, au pré Cernay, au bas de Santenay le Haut, à 1 kilomètre de la gare.

Son débit, auquel le rapport officiel de l'Académie de Médecine (décembre 1889) assignait la quantité de 65000 litres par jour, atteint maintenant un rendement supérieur grâce à des perfectionnements plus isolateurs introduits dans le captage. Débit actuel : plus de *deux cent mille litres par jour*.

De ce petit volcan hydro-minéral s'élancent, sans relâche, des myriades de bulles grosses, moyennes ou petites, composées de gaz divers tels que : acide carbonique, azote. Ces bulles éclatent à la surface et se fondent en mousse perlée dans la vasque. L'éruption gazeuse est si abondante qu'elle émulsionne l'eau, pour ainsi dire, et la fait paraître laiteuse tout d'abord. Par les temps d'orage avec forte baisse barométrique elle augmente encore à cause de la diminution de la pression atmosphérique.

Dans le verre elle est limpide comme cristal et de nombreuses perles fines de gaz tapissent les parois.

Densité = 1,01. Température = 19° Réaction : alcaline. Elle est un peu plus minéralisée que la source ancienne non captée, non isolée des eaux de pluie ou autres.

Le débit de cette fontaine est devenu si minime qu'on a jugé à propos de soustraire le puits qu'elle alimente aux regards indiscrets, en le couvrant d'une lourde calotte de maçonnerie au bas de laquelle a été fixé un robinet hermétiquement fermé dans les intervalles où l'on ne prend pas d'eau.

La source nouvelle contient, en principes minéraux, environ 30 centigrammes par litre de plus que l'ancienne. Il y a un peu moins de fer ; quelques centigrammes de chlorures et sulfates sodiques et surtout de chlorure de lithium en excès.

Aucune eau minérale en France ne contient autant de lithium ou lithine. Une seule en Allemagne, Salzschlirf, peut rivaliser avec elle, à ce point de vue ; mais la source allemande renferme une très faible proportion de sulfate de soude, ce qui la fait non idoine au traitement de la lithiase biliaire, des engorgements du foie, des dyspepsies diverses, de l'obésité, des affections cutanées dues à l'excrétion par la peau des acides gras non brûlés. Salzschlirf a de 11 à 16 grammes de chlorure de sodium par mille ce qui rend cette eau minérale assez désagréable à boire. On sait en effet que, au dessus de 8 grammes de ce sel par litre d'eau, l'absorption n'est ni facile ni abondante.

La prédominance du principe le plus rare dans les eaux minérales de grande valeur a fait naître l'idée de donner le nom de ce minéral à la nouvelle naïade. *Source Lithium*, voilà un vocable court, simple, clair, bien que trop exclusif au point de vue des remarquables propriétés de cette eau.

COMPOSITION — ANALYSE

On en compte plusieurs. Toutes ont été effectuées au loin sans qu'on ait songé à recueillir dans des éprouvettes les gaz qui traversent la Source Lithium et dont une partie y reste dissous. On s'est occupé dernièrement de combler cette lacune. Mais je dois déclarer que, sauf quelques variantes au sujet de l'acide carbonique et du fer, les analyses diverses ont fourni des résultats identiques.

Je consignerai seulement ci-dessous celle qui a été relatée dans le rapport de l'Académie de Médecine; on la doit à M. Carnot, professeur à l'Ecole des Mines :

Chlorure de sodium.....	5 gr.	6383
— de potassium...	0 —	1934
— de lithium.....	0 —	1110
Sulfate de soude........	2 —	0120
— de chaux......	0 —	3960
Bicarbonate de magnésie..	0 —	1540
— de chaux......	0 —	3300
— de protoxyde de fer.	—	traces
Silice	0 —	0150
Matières organiques.....	—	traces
Total...	9 gr.	3697
Acide carbonique libre...	—	traces

Quand on boit l'eau à la source, on constate facilement la présence de l'acide carbonique sous forme de bulles fines sur les parois du verre. Comment se fait-il que l'analyse porte seulement : traces ? Je sais bien que la présence ou non d'acide carbonique libre importe peu dans les eaux chloruro-sulfatées sodiques lithinées, éminemment fixes ; mais puisqu'il y en a, sans conteste, pourquoi ne pas le noter. Par simple comparaison avec d'autres sources on peut lui attribuer en volume 0.254 d'acide carbonique et deux volumes d'autres gaz. Au Griffon elle pétille et mousse, je le répète, comme du champagne. Donc la présence de gaz abondants est indiscutable. Mêmes observations en ce qui concerne le fer.

L'analyse accuse simplement des traces. Or il suffit de constater les dépôts ocreux sur les parois de la vasque, pour être convaincu qu'il y en a une quantité non négligeable, pouvant être évaluée à 12 milligrammes environ et à l'état de bicarbonate qui se décompose à l'air libre et se dépose à la longue sous forme de sous-carbonate. Dans l'eau en bouteille cette action ne se produit pas, l'eau reste pure, limpide, sans dépôt aucun.

Tout récemment j'ai étudié, sur place, la nature des gaz. Je les ai recueillis dans des éprouvettes pleines d'eau renversées, fond en l'air, dans la colonne du Griffon. Les gaz, en vertu de leur légèreté spécifique la déplacèrent peu à peu ; lorsqu'il ne resta plus qu'un sixième d'eau dans l'éprouvette, je passai au dessous de chacune d'elles une soucoupe, *ut solet*. Prenant ensuite une de ces éprouvettes et la maintenant, fond en l'air, à cause de la très faible densité des hydrogènes carbonés, j'ai constaté qu'une allumette incandescente s'y éteignait immédiatement. Donc pas de carbure d'hydrogène gazeux ; — mettant une éprouvette orifice en haut, les allumettes ont été éteintes encore, preuve d'acide carbonique, mais plus lentement parce que l'azote dont la densité est 079 avait fui dans l'air. J'en ai conclu que les gaz si abondants de la source Lithium sont un mélange d'azote (majeure partie) et d'acide carbonique.

TABLEAU COMPARATIF

Des principes minéralisateurs les plus importants de l'Eau de la *Source Lithium* et des Eaux françaises ou étrangères qui ont plus ou moins d'analogie avec elle par leur minéralisation.

N.-B. Tous les principes qui ne s'élèvent pas au moins à 1 centigramme par mille grammes, n'ont pas été consignés ici.

NOMS des STATIONS THERMALES	GAZ ACIDE CARBONIQUE ET AUTRES GAZ	CHLORURE DE SODIUM	CHLORURE de Lithium.	CHLORURE DE POTASSIUM	SULFATE DE SOUDE	SULFATE ET BI-CARBONATE DE CHAUX	SELS DE MAGNÉSIE	BI-CARBONATE DE PROTOXYDE DE FER
Santenay (*Source Lithium*..........	0 254 non compris l'azote.	5 64	0 12	0 19	2 20	1 23	0 16	0 012
Contrexéville.........	» »	» »	» »	» »	0 03	1 57	0 03	» »
Vittel...........	» »	0 09	» »	» »	0 24	0 88	0 07	» »
Martigny............	» »	0 06	0 03	» »	0 23	1 60	0 19	» »
Royat...............	0 645	1 71	0 04	» »	0 19	1 »	0 37	0 04
Brides-les-Bains........	0 525	1 22	» »	» »	0 25	2 35	0 50	» »
Châtel-Guyon.........	0 519	1 62	0 03	» »	0 53	» »	1 38	0 04
Salins-Moutiers........	» »	11 75	» »	» »	» »	1 25	0 35	» »
Bourbonne...........	» »	5 80	» »	0 10	0 30	1 05	0 22	» »
Vichy..	0 540	0 53	» »	» »	0 29	0 43	0 30	» »
Carlsbad.............	0 260	1 02	» »	» »	2 34	» »	0 05	» »
Marienbad...........	0 525	0 66	» »	» »	4 33	0 75	0 66	0 04
Kissingen...........	0 770	5 82	0 02	0 28	» »	1 46	0 92	0 03
Salzschlirf...........	0 872	11 14	0 16	» »	0 24	2 91	1 39	» »

N.-B. — En bi-carbonate de soude, par litre, Vichy contient 4 gr. 88 ; Royat, 1 gr. 71 ; Carlsbad, 2 gr. 01, et Marienbad, 0 gr. 76.

RÉFLEXIONS

Ce tableau démontre que la *Source Lithium* de Santenay réunit les propriétés les plus importantes des sources principales de Kissingen, Carlsbad, Marienbad et Salzschlirf, et qu'aucune eau française ne peut rivaliser avec elle en fait de Lithium, de chlorure de potassium et de sulfate de soude.

Elle contient autant de chlorure de sodium que Kissingen; bien plus que Carlsbad, Marienbad, Brides-les-Bains, Châtel-Guyon; moitié moins que Salins-Moutiers et Salzschlirf si désagréable à boire.

Elle l'emporte de beaucoup, quant au *Sel de Lithine*, sur toutes les eaux minérales connues de France et de l'Etranger, à l'exception de Salzschlirf (4 centigrammes en plus) mais qui, en revanche, n'a pas de chlorure de potassium.

En sulfate de soude, la *Source Lithium* égale Carlsbad et dépasse des trois quarts Brides-les-Bains.

Par contre on ne lui connaît que 16 centigrammes de sels de magnésie (très amers et irritants) tandis que Marienbad en a 0,70, Kissingen 0,92, Châtel-Guyon 1,38 et Salzschlirf 1,39.

Elle renferme à peu près autant de chaux que Contrexéville, Martigny, Salins-Moutiers, Royat; un peu moins que Brides-les-Bains et Salzschlirf, ce qui est un bien.

ACTIONS PHYSIOLOGIQUES ET THÉRAPEUTIQUES DE L'EAU DE LA SOURCE LITHIUM

Une eau minérale, vraiment digne de ce nom, doit être considérée comme un médicament naturel produit par ce laboratoire mystérieux, travaillant sans relâche, usant de procédés lents, inconnus, impossibles à imiter dans les officines, qu'on nomme *la terre*. Ceci m'amènerait à traiter la question de la Genèse des Eaux minérales en général, sujet intéressant, mais qui m'entraînerait trop loin.

L'action physiologique d'une eau minérale a pour bases : les principaux principes en dissolution et le *nescio quid divinum* dû probablement au groupement moléculaire, à la perfection des solutions qui agissent sur le corps humain débilité à la façon du coup de fouet vital des injections de liquides d'extraits parenchymateux divers sur des organes torpides ou cachectiques.

DÉGUSTATION — ABSORPTION — DIGESTIBILITÉ

En la buvant lentement, sa saveur est franchement salée avec un arrière-goût, *sui generis*, dû, je crois, à la quantité de chlorure de lithium. Sur les papilles et les muqueuses bucco-linguales elle produit l'impression d'un liquide frais modérément salé, légèrement savonneux et, par action réflexe, une hypersécrétion des glandes salivaires. Elle neutralise, si besoin est, l'acidité des excreta de la bouche ; on sent parfaitement qu'au passage elle lave l'antre buccal, y compris amygdales et pharynx, le nettoie entraînant avec elle partie des 27 espèces de microbes qui se logent et pullulent dans ses diverses anfractuosités. Sans être des microbicides puissants, les chlorures de sodium, lithium et potassium possèdent une action antiseptique incontestable ; ils les dessèchent, les momifient, ils mettent des bâtons dans les roues de leurs proliférations (guérison des fièvres intermittentes rebelles). Aussi j'estime que toute cure sérieuse devra commencer par des gargarismes répétés avant l'ingestion des verres. Cette action de lavage, d'antisepsie, de savonnage par les chlorures et le sulfate de soude a une influence très heureuse sur les granulations si tenaces de l'isthme du gosier dues à des causes multiples : constitution, tempérament aux lentes mutations nutritives, terrain plus favorable à la pathogénie granuleuse, au pullulement microbien.

Suivons notre verre d'eau ingéré lentement, le matin à jeun. Il humecte, lubréfie l'œsophage, excite les contractions péristaltiques et, à moins de soif ardente ou de pertes séreuses intenses, il arrive, sans déperdition, dans l'estomac. Là plusieurs cas peuvent se présenter :

1° Le buveur, homme ou femme, adulte, robuste pèse 70 kilogrammes environ. L'eau minérale lave les parois, les tonifie, les resserre, réveille les mouvements des cils vibratiles et il se produit, au niveau des orifices des glandes en grappe et aux dépens d'une faible partie du chlorure de sodium, une infime quantité d'acide chlorhydropeptique qui renforcera l'action de celui du suc gastrique quand, au repas, descendront les aliments albuminoïdes. Cet acide chlorhydropeptique *de réserve* fait naître immédiatement la sensation de la faim.

L'effet de resserrement de constriction des parois gastriques est très marqué chez les individus à estomac dilaté.

L'eau bue ayant 19°, soit 18° au dessous de la température du sang, sera vite absorbée avec ses chlorures et éliminée par les reins où l'on pourra constater un excès de chlorure de sodium.

Les sels de soude (sulfate surtout) achèveront le lavage de l'intestin et produiront un doux effet laxatif. Ce lavage intestinal facilitera l'absorption à la partie supérieure de l'intestin grêle dont l'épithélium trouve en majeure proportion sa nourriture dans le liquide biliaire qui lui sert d'excitant et d'aliment physiologique; en même temps il favorisera l'expulsion plus rapide des excréments biliaires, des déchets alimentaires, épithéliaux et des toxines diverses du tube digestif. A plus hautes doses l'action fera boule de neige. Mais il faut bien se garder des exagérations. Lorsqu'il y a excès de sels dans le tube digestif l'osmose n'a plus lieu et la diarrhée séreuse par exosmose apparaît.

Quelques mots, en passant, sur le mode d'action des eaux séléniteuses fortes, dites anti-goutteuses et anti-graveleuses, dont on boit des quantités considérables (20 verres de 200 grammes par jour). Une partie agit comme diurétique mécanique en augmentant la tension vasculaire par hyperhydrémie, l'autre purge par effet mécanique aussi, par apepsie aqueuse (il faut bien la rendre), et non par les sels laxatifs, puisque ces eaux ne contiennent que des sulfates et bicarbonates de chaux (Contrexéville, Vittel, Martigny, Encausse, Barbazan, Capvern, Aulus). Ces sources sont très nuisibles dans la plupart des cas de lithiase biliaire à cause de leurs uniques sels de chaux qui, en présence des acides taurocholique et glycocholique du savon biliaire forment des tauro et glycocholates de chaux insolubles, et permettent à la cholestérine de se déposer dans les conduits biliaires ou dans la vésicule. Chez les calculeux hépatiques, on trouve toujours un excès de chaux dans le liquide séro-muqueux de la vésicule.

Lorsque la lithiase biliaire est due au contraire (cas assez fréquent) à des acides organiques en excès (acétonémie, pyrosis, distensions gazeuses, renvois acides nidoreux haut et bas) qui tendent à précipiter les acides biliaires, les sels de chaux peuvent les neutraliser et permettre aux savons pancréatique et biliaire de saponifier les corps gras et d'empêcher la quantité de cholestérine non excrémentitielle de se concréter en calculs. Mais, avec les eaux uniquement séléniteuses l'arme est à deux tranchants : elles neutralisent les acides organiques des fermentations dyspeptiques, puis, à leur tour, précipitent les acides biliaires, comme il a été démontré ci-dessus pour former avec eux des sels insolubles.

L'indication de l'utilité de ces eaux sulfo-carbonatées calciques est donc très restreinte ; elles deviennent rapidement nuisibles. Mieux vaut ne pas les employer.

Dans plusieurs stations allemandes (Kissingen entre autres dont les sources froides (12°) ressemblent assez à la *Source Lithium* si ce n'est qu'elles contiennent seulement 3 centigrammes de lithine) il est d'usage de plonger les verres dans un bassin d'eau très chaude. Ainsi bue, l'eau minérale reste plus longtemps dans le torrent circulatoire, elle chasse mieux l'acide urique des tissus. Quand au contraire le gravier est formé, que les coliques néphrétiques ont éclaté, qu'il faut dissoudre et chasser l'ennemi sans retard de l'appareil rénal, mieux vaut boire à la température de la source.

D'aucuns, par bravade idiote, peuvent absorber impunément de grandes quantités d'eau de cette source. Alors ils urinent beaucoup et vont copieusement à la selle. A ceux qui ont pris l'habitude de ce breuvage il devient indispensable de temps en temps.

Les animaux domestiques chevaux, vaches, moutons, chiens en sont très friands ; les oiseaux aussi. Un usage commun dans le pays consiste, aussitôt qu'une bête souffre, n'a plus d'appétit, que son poil tombe ou perd son luisant, qu'elle se couvre de boutons ou s'engorge, à lui faire boire par jour, jusqu'à disparition du mal, un seau de cette eau. Elle sert depuis longtemps au traitement des affections oculaires, des maladies cutanées, dans toute la région.

2° Le buveur est plus ou moins gras, hydrémique, à estomac dilaté, où séjournent, d'un repas à l'autre, des aliments en quantité variable. Ches ces individus, hommes ou femmes qui ont conservé de l'appétit, on dit vulgairement : *qu'un clou chasse l'autre.*

Les mêmes lavages, tonification, réflexes salivaires gastriques que dessus ont lieu. Les muscles lisses des parois stomachales se réveillent, la panse se resserre. Le chlorure de sodium de l'eau fournit par double décomposition la quantité nécessaire d'acide chlorhydropeptique qui permet au suc gastrique à sa pepsine insuffisante, seule, de dissoudre les matières albuminoïdes, de les transformer en peptones absorbables. L'acide chlorhydrique est le grand régulateur du chimisme de l'estomac. S'il fait défaut, la pepsine est inerme. Sous sa bienfaisante influence, les acides organiques de fermentation, de lente digestion, disparaissent à l'état de sels de soude ou de chaux. Le pyrosis existant s'évanouit ainsi que les distensions gazeuses, les éructations, les renvois et tous les produits putrides gastro-intestinaux; l'osmose de la digestion commence à se produire parce que la solution alcaline du sang qui contient 4 pour 1000 de chlorure de sodium, appelle par simple phénomène physique la solution normalement acide du tube digestif.

De l'excédent des chlorures, partie passe telle quelle dans le sang qui n'a pas ses 4 grammes par 1000, avec son équivalent de diffusion, soit 7 grammes d'eau par gramme de sel. Le restant se transforme en bicarbonate, acétate, lactate ou albuminate de soude lesquels commencent la saponification des corps gras rencontrés dans l'estomac. Mais ce dédoublement des éthers gras a lieu surtout après le passage du pylore.

La sécrétion pancréatique est surexcitée par la *lymphe minérale*, elle achève la digestion des aliments azotés et amylacés s'il en reste encore à métamorphoser et s'attaque énergiquement aux corps gras. De cette saponification et de la décomposition des phosphates ingérés naît l'acide phospho-glycérique particulier qui bientôt se fixera à l'état de phosphate neutre de chaux dans les os et tissus divers après s'être débarrassé, par combustion, de son radical glycérique. Cette chaux, il la prendra aux aliments après double copulation, ou à l'eau minérale en cas de nécessité.

L'eau minérale de la *Source Lithium*, poursuivant le cours de ses exploits, rencontre le savon biliaire, neutralise les acides organiques qui pourraient entraver son action saponifiante sur les corps gras et provoquer des dépôts de cholestérine dans l'appareil vésiculo-hépatique.

L'eupepsie désirée arrive, la faim renaît. Le reste non encore utilisé de la lymphe minérale avec ses sels sodiques passe dans le foie, grosse glande à fonctions multiples, vasculaire, biliaire, glycogénique, organe de sécrétion et d'excrétion, grand entrepôt de produits divers, de déchets nombreux (globules détruits, cholestérine, excrément du cerveau à éliminer ainsi que les parties du liquide biliaire devenues toxines). Il convient de rappeler que, depuis la bouche jusqu'à la fin de l'intestin grêle, la lymphe minérale a chassé devant elle doucement, lentement, sans coliques, les toxines et tout le *caput mortuum* du tube digestif. Telle est l'action physiologique du sulfate de soude et des autres sels de soude encore disponibles, non utilisés pour accélérer la transformation des amidons en sucre par les salives buccale et pancréatique, pour accroître l'action des sucs gastrique, pancréatique sur les aliments azotés et la saponification des corps gras par le pancréas, spécialement chargé de ce soin, et la bile.

L'effet laxatif, doux, des sels de soude de l'eau de la *Source Lithium* diffère beaucoup de celui des solutions extemporanées, du sel de Glauber qui n'agit qu'à doses dix fois plus considérables et laisse, après lui, une certaine constipation par irritation.

Grâce aux sels de soude, autres que le bicarbonate, disponibles au jejunum, des selles copieuses, riches en matières colorantes excrémentitielles se manifestent sans douleurs intestinales.

Le réflexe d'expulsion se produit et...... c'est fait.

Aussi l'obésité s'amende-t-elle très vite par l'usage de cette eau dont les sels saponifient les corps gras partout où ils se trouvent et procurent en même temps des fèces abondantes.

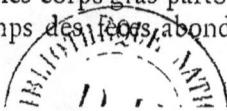

2

Les sels de soude, autres que le bicarbonate, agissent comme cholagogues, je viens de le dire, et facilitent la sécrétion-excrétion biliaire par action, non seulement directe, mais réflexe au niveau de l'ampoule de Water. Ils dégorgent le foie, le font rentrer dans ses limites et empêchent le retour des accidents à tel point qu'une personne consentant à être sobre, à faire un exercice suffisant, primitivement atteinte d'une affection du foie (lithiase, engorgement, etc.), pourrait combattre les troubles nutritifs diathésiques et rendre impossibles leurs manifestations morbides, en buvant chaque jour quelques verres d'eau de la *Source Lithium*. Le foie remplirait tranquillement ses multiples besognes.

Les bicarbonates de soude, au contraire, diminuent la sécrétion biliaire. Ils ne sont pas cholagogues; ils dessèchent, anémient les muqueuses. Sous leur influence momentanément utile, le foie devient relativement paresseux. S'il était hypertrophié il ne se contente pas de rentrer dans ses limites normales, il diminue, s'atrophie, ne détruit plus les globules rouges invalides, n'en livre pas de frais, ne forme plus assez de bile... Une constipation opiniâtre se manifeste due au manque de bile excrémentitielle; la cachexie alcaline, indéniable apparaît. J'ai fait jadis, avant 1889, de mi-septembre à octobre, plusieurs saisons à Vichy, par prévoyance héréditaire (mon père a succombé à une affection calculeuse biliaire). A la fin du traitement (chaque jour un bain d'une demi-heure et six verres d'eau au maximum) je sentais mon corps mou comme du coton, ma tête lourde; je mangeais peu et j'aurais pu dormir continuellement.

La présence du sulfate de soude dans les eaux de Carlsbad et Marienbad explique leur influence puissante dans les affections hépatiques et l'obésité. A Vichy toujours, à Carlsbad souvent à cause de son bicarbonate de soude et malgré son sulfate, on est obligé de recourir de temps en temps aux purgatifs légers. Feu mon ami le Docteur Souligoux, de Vichy, prescrivait quotidiennement des pilules ou paquets de sa composition.

Voilà le résiduum de notre lymphe minérale après phases multiples, absorbé par l'intestin, passant par les ganglions, la rate, le foie, enfin dans le sang. Etablissons le bilan de la situation, toujours en supposant le buveur adulte et gras. Partie des chlorures a formé de l'acide chlorhydropeptique, renforcé l'action du suc gastrique, indolent et facilité la transformation des albuminoïdes en peptones absorbables, partie des chlorures a pénétré dans le torrent circulatoire et de là est allée impressionner, selon son espèce, les divers tissus et activer les échanges.

Le reste des chlorures agit tel quel dans le milieu intestinal ou forme des sels de soude qui augmenteront les effets du sulfate de sodium naturel de notre eau minérale. De ces sels de sodium un quantum, selon l'état du foie, l'obésité du sujet, agit à titre de cholagogue, de saponifiant, de stimulant du liquide pancréatique; le surplus achève le balayage, le nettoyage du tube digestif et joue le rôle de laxatif antiseptique, antiputride, chassant devant lui déchets et toxines.

Evidemment, selon les cas, il y aura de nombreuses variations dans les subdivisions.

Si le suc gastrique est suffisant, si l'eau minérale ne trouve pas de chyme en retard dans l'estomac, l'absorption des chlorures pourra être plus grande; de même leur transformation en sels de soude (bicarbonate, sulfate, lactacte) dans le cas d'obésité. Quant aux sels de chaux, partie servira, suivant nécessité, à l'acide phospho-glycérique, aux phosphates neutres des os et des charpentes cellulaires, partie neutralisera les acides organiques de fermentation digestive qui diminuent ou arrêtent la saponification des corps gras. Le reste passera dans le sang et sera éliminé par les reins.

Je répète que, dans la plupart des cas de lithiase biliaire, les eaux minérales uniquement séléniteuses (Contrexéville, Vitelle, Encausse, Barbazan, Aulus) sont excessivement nuisibles. Elles précipitent les acides du savon biliaire et des savons provenant du dédoublement des graisses, à l'état de sels insolubles, partant favorisent les stratifications et dépôts de cholestérine à l'état de menue lithiase, de calcul unique ovalaire ou multiples à facettes. Le sel de magnésie (16 centigrammes) de notre eau ajoute ses propriétés laxatives à celles du sulfate de sodium.

La silice et les matières organiques (quantité vraiment négligeable) diurétiques pénètrent aussi dans les veines porte et sus-hépatique, puis dans le sang, et sont expulsées avec l'urine.

Mais toutes ces combinaisons, ces omoses, ces échanges, ces hypercrinies générales, ces effets cholagogues et laxatifs si utiles et si efficaces ont lieu grâce au *nescio quid divinum* du groupement atomique particulier et parfait, inimitable dans les laboratoires, de cette lymphe minérale.

Si la polarisation atomique ne joue pas un grand rôle dans les propriétés des corps, comment se fait-il que de deux isomères au point de vue de l'analyse chimique la plus quintessenciée, l'un soit tonique, l'autre non (phosphore jaune; phosphore amorphe rouge)? que l'un dévie à droite le plan de la lumière polarisée (dextrose) et l'autre à gauche (lévulose)?

Prenez un litre d'eau distillée, ajoutez en quantités égales les substances minérales révélées par l'analyse contenues dans le même volume d'eau de la *Source Lithium*, vous obtiendrez une solution bien moins transparente, presque sans action.

Au bout de quelques jours, même dans un flacon hermétique-ment bouché, un dépôt de sels de chaux se sera formé au fond et en agitant il se produira des nuages très sensibles. Tandis que l'on peut conserver un an et plus, sans altération aucune, des bouteilles bien bouchées d'eau de la *Source Lithium*.

3° Le buveur est faible, anémique, débilité; pour l'instant peu importe la cause. Son suc gastrique acquiert de la puissance, les corps gras ingérés sont plus facilement dédoublés, absorbés; ses os et charpentes cellulaires prennent des forces, la muqueuse de son tube digestif se nettoie, se normalise, qu'on me passe ce néologisme qui rend bien ma pensée.

Reprenons la lymphe minérale que nous avons supposée s'être arrêtée dans l'entrepôt hépatique. Elle franchit le double système porte et conflue dans la veine cave. Son chlorure de potassium se fixe dans le cruor auquel les sels potassiques sont indispensables pour la fonction des hématies, puis des contractions musculaires. Voilà pourquoi les chlorotiques, les anémiques guérissent plus vite par l'eau de la *Source Lithium* en raison de ses effets multiples qui répondent à toutes les indications dans les anémies, que par l'emploi des eaux exclusivement ferrugineuses. Voici une jeune fille, sous le coup d'une anémie profonde de formation ou de croissance, une jeune fille ou femme atteintes d'anémie de surmenage physique, intellectuel ou moral, donnez-leur du fer (eau ou préparation) à dose en apparence anodine, elles ne l'absorberont pas et vous achèverez de les détraquer. Il faudra enrober cet agent exclusif, le prescrire à doses infinitésimales, inventer mille subterfuges avant de le faire tolérer par l'estomac, surtout si l'eau ferrugineuse administrée renferme très peu d'acide carbonique libre naturel.

Il y a 7 grammes environ de fer dans l'économie, chez un adulte valide, et 200 grammes de chlorures. Les pertes quotidiennes en chlorures (urines, sueurs, bile, larmes) se chiffrent par 15 à 20 grammes. Chez les chlorotiques, les anémiques, cette proportion s'abaisse considérablement; de même dans les albuminuries chroniques. Alors les échanges, les sécrétions tombent au minimum; les malades ont peine à se mouvoir, à lever les bras, les muscles refusent le service; la constipation par inertie intestinale devient invincible, la misère physiologique arrive à grands pas. Le repos, la nourriture ad libitum (acides exceptés) l'eau de la *Source Lithium*, prise lentement, plus tard les douches et bains, tel est le traitement le plus efficace.

4° Le buveur est vigoureux, pas trop gras, bon mangeur, mais il produit trop d'acide urique d'où la gravelle et plus tard la goutte (biurates de soude). Au fond de son vase de nuit il constate, à travers l'urine colorée, mais claire, du sable, du gravier rouge; il a déjà ressenti les affres des coliques néphrétiques.

Grâce au chlorure de Lithium absorbé tout va rentrer dans l'ordre. Et si, plus tard, les tophus de biurate acide de soude se déposent périarticulairement, la Source Lithium en aura raison.

A Santenay où tout le monde boit l'eau minérale on ne voit jamais ni graveleux, ni goutteux, alors qu'ils abondent partout ailleurs en Bourgogne.

Les sels de Lithium sont les meilleurs dissolvants des biurates acides de soude qu'ils transforment en urates neutres de lithine très soluble. On connaît les célèbres expériences d'Andrew Ure et Lipowitz ; je rappellerai seulement que Garrod ayant fait macérer dans de l'eau lithinée des cartilages infiltrés d'urate de soude, des métacarpiens chargés de dépôts goutteux, vit ces os et cartilages se débarrasser en deux jours des dépôts qui les déformaient. Les sels de potasse mirent beaucoup plus de temps ; les sels de soude parurent ne pas agir.

Le chlorure de Lithium fond l'acide urique et les urates en excès dans l'économie ; il excite le centre ou renflement génito-urinaire de la moelle épinière et provoque la diurèse ; si l'on veut obtenir une action suffisante, les sels de lithine doivent être employés dans un véhicule abondant. La *Source Lithium* réalise admirablement cette condition. Aucune eau connue en France ne peut rivaliser avec elle dans la lutte contre la diathèse urique, ce protée pathologique, qu'elle fait toujours rendre à merci.

La silice, les matières organiques, les sels de chaux disponibles apportent leurs contingents de valeur diurétique mécanique.

5° Le buveur, homme, femme ou enfant, justiciable de cet agent thérapeutique, préfère boire l'eau aux repas dans du vin rouge et mieux du vin blanc.

Dès les premiers verres l'appétit augmente, les glandes à pepsine versent un suc plus riche à tous points de vue, les corps gras sont assimilés, la digestion s'effectue plus rapidement. Au bout de quelques jours les somnolences cessent, les urines présentent leur couleur normale jaune bouton d'or, l'urée augmente avec l'urine si elle avait diminué ; l'acide urique et les urates descendent à leur minimum ainsi que les phosphates. Les substances extractives sont très vite éliminées par les émonctoires. L'azoturie cesse ; les os et les cellules retombent à leur intégrité primitive en fixant les phosphates nécessaires. Enfin les roses de la belle santé refleurissent sur les joues des femmes et des enfants devenus plus forts, et les obèses maigrissent par suite de la saponification des graisses déposées dans les tissus, ce qui permet aux acides gras et à la glycérine d'être brûlés et de sortir de l'économie, leur mission remplie, sous la forme d'acide carbonique et d'eau.

RÉSUMÉ

Les actions physiologiques et thérapeutiques de l'eau minérale de la *Source Lithium* s'étendent au cycle complet des phénomènes de l'assimilation, de la désassimilation et par conséquent au traitement et à la guérison des maladies chroniques. Elle est :

Hypersécrétante directe et réflexe (action sur la bouche, les amygdales, le pharynx, l'œsophage, l'estomac, l'intestin) ;

Modificatrice et antiseptique (fonte des granulations, guérison des fièvres intermittentes dans les cas où les autres agents ont échoué ; guérison des scrofulo-tuberculoses locales.)

Eupeptique (sécrétions stomachales, pancréatiques, biliaires) ;

Saponifiante (directement) et en accroissant la puissance des savons pancréatique et biliaire ;

Cholagogue (appel sur le foie) ;

Décongestionnante générale 1° par ses chlorures qui attirent, dans les cas déterminés, l'eau des tissus — 2° par ses effets diurétiques et purgatifs ;

Laxative (à faible dose par ses sels sodiques lessivant la muqueuse du tube digestif) ;

Purgative hypercrinique (pour mêmes causes que dessus, selon les doses) ;

Tonique, reconstituante (active les échanges, favorise la fixation des phosphates basiques, relève le taux de la nutrition, augmente l'élimination de l'urée, enlève au sang son hyperhydrémie, rend la peau, les cheveux, les poils brillants, met un frein à la sortie des albumines par le filtre rénal) ;

Hématogène (par les chlorures et principalement le chlorure de potassium agissant spécialement sur les globules rouges du cruor) ;

Diurétique (par son sel de Lithium) ;

Fondante, dissolvante de l'acide urique et des urates où qu'ils se cachent (par ses sels de lithium).

ACTION EXTERNE DE L'EAU DE LA SOURCE LITHIUM

En quelques lignes je veux seulement parler ici des effets locaux extérieurs, dont tout le monde peut se rende compte. Dans le traitement hydrothérapique (bains, douches générales et locales, piscines) plusieurs facteurs sont juxtaposés (eau courante, température, pression, vitesse et quantité de l'eau en jet, gerbe, lame, etc.) qui sont presque indépendants de l'agent minéral. Je traiterai plus tard ces questions *in extenso*.

Le bras plongé au Griffon de la *Source Lithium* éprouve une sensation de constriction due principalement aux sels, aux nombreuses bulles de gaz, à la rapidité du jaillissement, un peu à la température tiède.

Bientôt le sang afflue, la nutrition augmente, ainsi que la coloration du tégument et sa chaleur. Si la peau est saine on ne constate pas, de prime abord, une désquamation en masse de l'épiderme. Si, au contraire, il y a une plaque d'eczéma, des zones d'herpès, des croûtes d'impétigo, de rupia, de pemphigus, on les voit se gonfler, se soulever, se détacher, laissant à nu des surfaces plus ou moins rouges, tomenteuses ou déprimées, selon la nature de la dermopathie.

Les altérations cutanées reparaissent moins vivaces, s'atténuent, diminuent peu à peu et finissent par disparaître en quelques jours. Chose remarquable, véritable paradoxe hydrotimétrique, cette eau, malgré ses 13 décigrammes de sels de chaux, possède une action lessivante très précieuse et très appréciée par les lavandières du pays qui vont laver leur linge au ruisseau dans lequel se déverse la source. Elles économisent ainsi trois quarts de savon. Exprès j'ai sali mes mains d'encre, de peinture et je me les suis lavées ensuite à la source pure, sans savon. J'ai pu constater que cette eau rendait en très peu de temps la peau blanche, nette et très douce au toucher.

Anciennement connues aussi des gens du pays et des environs, les propriétés antiseptiques, antipurulentes et curatives de cette eau minérale dans les affections oculaires aiguës ou chroniques (conjonctivites, blépharites, kératites). Aux premières rougeurs et douleurs on va se livrer aux ablutions locales avec l'eau de la source, et le mal s'évanouit instantanément, tandis qu'il faudra plus de persévérance si les lésions plus profondes ont passé à l'état chronique. Mais on pourra toujours compter sur la guérison ; ce sera une question de temps.

INDICATIONS ET APPLICATIONS THÉRAPEUTIQUES DE LA SOURCE LITHIUM

DANS LE TRAITEMENT DES MALADIES GÉNÉRALES, LOCALES ET INFECTIEUSES

Les données générales précédentes, parsemées chemin faisant de considérations pathologiques et thérapeutiques, présentées sous une forme analytique particulière, permettent de se rendre compte je crois, de son mode d'action dans le traitement des états diathésiques, des affections dites locales et microbiennes reconnues.

DYSPEPSIES

1° Par altération du suc gastrique.

a. Hypoacidité du suc gastrique due au défaut d'acide chlorhydrique.

b. Hyperacidité due à des acides organiques de fermentation, acétique, lactique, butyrique. — Pyrosis, ballonements, pléthore abdominale, retentissement sur le foie, la rate, les ganglions ; haleine mauvaise, pituites, éructation haut et bas, fétides dans les heures qui suivent les repas.

Ces deux espèces s'amendent immédiatement et sont guéries, en temps variable selon l'intensité, par l'eau de la Source Lithium. Les chlorures fournissent l'acide chlorhydrique *déficient* tout en augmentant la sécrétion du suc gastrique, et les aliments réfractaires sont digérés. L'acide chlorhydrique arrête les fermentations de mauvais aloi, génératrices d'acides organiques et produit l'antisepsie des organes digestifs, excepté dans les cas très rares de sulfhydrie stomachale. Partie des sels de chaux forme avec lesdits acides des sels neutres éliminés par les fèces.

Les sels de soude activent les fonctions du pancréas, dégorgent le foie, appellent la bile, facilitent la saponification des corps gras. La quantité non absorbée agit comme laxatif et chasse devant elle les déchets, les toxines jusqu'à expulsion complète. (Voir, pour les doses, le chapitre intitulé : mode d'emploi page, 59).

PLÉTHORE ABDOMINALE DES PAYS CHAUDS

C'est dans ce groupe qu'il faut ranger cette forme de dyspepsie si commune dans les colonies, engendrant ces hypertrophies du foie, de la rate, des ganglions mésentériques qui tuent les hommes les plus vigoureux s'ils ne peuvent venir, à temps, se retremper dans la mère-patrie.

Le climat est déprimant, le corps lutte par l'évaporation, à fleur de peau, des sueurs profuses contre la chaleur torride ; les vicissitudes de la vie coloniale obligent souvent à ne pas respecter les heures de la sieste ; on se surmène, on boit beaucoup et toutes sortes de breuvages, l'appétit tombe. Il faut cependant entretenir la charpente corporelle, subvenir aux mutations nutritives, fonctionnelles, nerveuses, respiratoires ; on fait usage d'excitants qui stimulent passagèrement et dont on augmente les doses de jour en jour. Cette phlogose lente, interne, née des causes multiples ci-dessus résumées, aboutit à la *Pléthore abdominale chronique*.

L'ensemble splanchnique s'hypertrophie (foie, rate, ganglions, vaisseaux, muqueuses) sous l'influence d'une gastro-entérite insidieuse ; la sclérotique prend une teinte sub-ictérique, l'acide urique et les urates augmentent, de même se montre une phosphaturie relative ; l'urine devient acajou, les excréments très fétides, l'influence anti-putride de l'acide chlorhydropeptique et de la bile étant diminuée ou nulle, et le malade traîne une vie languissante. Je passe sous silence le ballonnement, les renvois, les éructations intenses, les diarrhées abondantes, les ulcérations intestinales avec abcès consécutifs. Supposez ces causes étiologiques, pathogéniques, agissant pendant de longues années, avec quelques répits aux périodes de moins grande chaleur, vous constaterez ces hypertrophies énormes (foie jusqu'au pubis) aboutissant à ces vastes abcès qui atrophient et détruisent le parenchyme hépatique.

Supposez aussi (combien fréquents!) les virus de la dysenterie ou les hématozoaires des fièvres palustres évoluant sur un terrain *minoris resistentiae*, et vous observerez chez ces malades ces hypertrophies géantes de la rate et du foie, des fièvres intermittentes et rémittentes, quelquefois des accès pernicieux foudroyants.

Dans ces cas divers, l'eau de la *Source Lithium* fera merveille en relevant l'appétit, combattant la pléthore abdominale, décongestionnant foie et rate, tuant les microbes palustres et dysentériques, enlevant à l'économie l'excès d'acide urique, saponifiant les corps gras, facilitant la production et l'écoulement de la bile si indispensable aux fonctions de l'épithélium intestinal, débarrassant enfin l'intestin de tous les excreta et poisons autonomes ou venus de l'extérieur.

Aussitôt que le colon civil ou le militaire ne peut vivre de la vie régulière, qu'il se voit obligé d'avoir recours aux excitants qui impriment une poussée suractive à la pléthore initiale due au seul séjour dans les pays intertropicaux, vite il devra boire s'il est possible, l'eau de la Source Lithium et s'empressera de venir faire une bonne cure en France. Ordinairement on rapatrie les malades trop tard et souvent le patient exhale son âme en touchant le port. Les eaux bicarbonatées sodiques utiles au début, jusqu'à ce que le foie ne déborde plus les fausses côtes, deviennent promptement nuisibles pour les causes indiquées page 18.

2° *Dyspepsie par hyperchlorhydrie.* Pas de pyrosis, mais douleurs localisées souvent violentes au creux stomachal; pas de ballonnement; digestion rapide des substances azotées; constipation très grande. Au degré le plus élevé, c'est la dyspepsie aiguë acide qui ronge la muqueuse, les parois et tue le malade. On a aussi attribué à cette dyscrasie du suc gastrique la production de l'ulcère rond de l'estomac.

L'usage de l'eau de Santenay (*Source Lithium*) combat ces troubles de cause peu connue. Les sels de chaux neutralisent l'acide minéral. Les sels de soude favorisent les sécrétions pancréatiques biliaires et triomphent de la constipation.

Chez ces malades, les fèces et les excreta possèdent une odeur très forte, *sui generis*, rappelant la puanteur des carnivores.

Le bon lait bu très lentement, à petites gorgées, les fruits, le régime végétarien, telle doit être la diététique logique, véritable complément de la cure hydro-minérale.

DYSPEPSIES GASTRO-INTESTINALES PUREMENT NERVEUSES

Je n'y crois guère. Qu'il s'agisse de chlorotiques, de chloro-anémiques de neurasthéniques, de nervosiques ou autres, il y a toujours chimisme stomachal anormal, soit par hypoacidité (cas le plus fréquent), soit par hyperacidité due à des acides organiques. Quoi qu'il en soit, la cure par la source Lithium accroîtra les mutations nutritives et ramènera bientôt l'équilibre. (Pour plus de détails lire page 43 les considérations sur la chlorose et les affections nerveuses.)

PHÉNOMÈNES DYSPEPTIQUES DE CAUSES RÉFLEXES

Très communs (faiblesse nerveuse, impressionnabilité, maladies rénales, utérines, des voies génito-urinaires, ataxie locomotrice, etc., etc.). On doit les considérer comme faisant partie d'un syndrôme et non des affections du tube digestif. Il s'agit de guérir, si l'on peut, les maladies principales dont la plupart se trouveront très bien de l'emploi de cette lymphe minérale.

ENTÉRITE — GASTRO-ENTÉRITE

Il y a des entérites sans extension morbide à l'estomac tandis qu'il est peu commun de voir les affections gastriques ne pas se compliquer de troubles intestinaux d'intensité variable. J'ai connu très intimement un vieillard de 65 ans, atteint de coliques hépatiques terribles et plus tard de cirrhose atrophique, ayant rendu 80 gros calculs à facettes, sans compter de nombreux graviers biliaires, qui même arrivé à la période de cachexie séreuse ultime (émaciation squelettique des torse, face et bras, ascite, infiltration extrême des membres pelviens, du scrotum et de la verge) mangea de bon appétit, deux heures avant de mourir, un potage, six huîtres et du poulet. Il voulut se lever; à peine debout, une syncope cardiaque le tua net. Il avait donc gardé intact son estomac puisque, dans l'intervalles des crises, il prenait volontiers des aliments

Au contraire, si les fonctions gastriques sont anormales, il passe au pylore un macma alimentaire dont le suc pancréatique et la bile ne suffisent pas toujours à achever les transformations exigées par une louable absorption. De là irritation de la muqueuse intestinale et, si les mêmes causes pathogéniques se reproduisent souvent, entérite certaine.

Entérites et gastro-entérites s'accompagnent toujours de troubles du foie et des glandes annexes de l'intestin avec alternatives de constipation et diarrhée justiciables par conséquent de notre agent hydro-minéral. Je renvoie le lecteur aux considérations précédentes afin d'éviter des redites.

DYSPEPSIES DES GRAVELEUX ET DES GOUTTEUX

Excessivement fréquentes chez ces nombreux malades, elles sont généralement l'apanage de la classe riche, aisée, accomplissant un travail minimum, marchant peu (on digère autant avec les jambes qu'avec l'estomac) adorant le repos au lit, restant assise la plupart du jour, aimant les mets recherchés, succulents, le bon vin, les liqueurs. Un état légèrement saburral le matin, une constipation fréquente, un appétit ordinairement très modéré décèlent la torpeur des digestions. Ces malades ont toujours quelques aliments attardés dans l'estomac ou le duodénum ; les urines sont riches en dépôts d'urates. — Comme la constitution n'est pas mauvaise de naissance, mais par suite d'habitudes nuisibles, grâce à quelques tisanes stimulantes ou délayantes, on continue à vivoter ainsi jusqu'à ce que l'excès d'acide urique et les biurates augmentés par la nutrition retardante, en quelque sorte superposés quotidiennement, provoquent la gravelle et la goutte.

J'ai souvent prescrit l'emploi modéré et prolongé de l'eau de Santenay en telles occurrences et les malades n'ont eu qu'à se louer de leur persévérance.

DYSPEPSIES DES PERSONNES A PROFESSION SÉDENTAIRE AVEC COMPLICATION OU NON D'HÉMORRHOIDES, D'ECZÉMAS

L'explication étiologique et pathogénique découle de ce qui précède. L'eau de Santenay remplit les deux indications principales : activer l'assimilation et la désassimilation, procéder à la toilette lessivante de l'intestin, détruire la constipation, par suite remédier à la stase dans les plexus hémorrhoïdaux.

DYSPEPSIES DES DIABÉTIQUES ET ALBUMINURIQUES

Les diabétiques sont de gros mangeurs dont les dents tombent très vite, après l'invasion de la dystrophie par suite d'une périostite alvéolo-dentaire dont la cause pathogénique (acide organique probable) est obscure. Cette affection periostéo-gingivale qui précède la chute dentaire rend la mastication difficile, pénible. Beaucoup d'aliments arrivent dans l'estomac incomplètement triturés ou non enrobés de salive. De là, surcharge de travail pour les sucs gastrique, pancréatique, biliaire et finalement dyspepsie gastrique et gastro-entérique. Je suis persuadé que l'eau de Santenay en gargarisme et en boisson donnera d'excellents résultats.

Les albuminuriques avec lésions rénales ont l'haleine fétide, ammoniacale souvent dès le premier âge (période congestive), surtout à la fin (période atrophique) du mal brightique.

L'urée s'éliminant incomplètement par les reins, une partie envahit l'intestin à l'état de carbonate d'ammoniaque isomérique provoque la dyspepsie et la diarrhée. La partie laxative des sels de soude de l'eau de la Source Lithium lave, nettoie l'intestin, les sels absorbés remplissent un autre rôle important (voir page 21).

DILATATION DE L'ESTOMAC

Toutes les dyspepsies, quelles qu'en soient l'étiologie et la pathogénie, qu'il s'agisse d'un enfant né débile, d'un chlorotique fille ou garçon, d'un neurasthénique, d'un adulte, d'un homme fait, dont le mal a miné lentement la robustesse originelle, d'un vieillard, s'accompagnent d'une dilatation plus ou moins grande de l'estomac où les aliments séjournent un temps variable, sont transformés lentement en matières absorbables, le plus souvent très incomplètement, où il se passe des fermentations secondaires produisant des distensions gazeuses, du pyrosis, des crampes, des auto-intoxications constantes, des diarrhées. A l'état normal, les parois stomachales, animées de contractions lentes, insensibles, circulaires, longitudinales, spiroïdes, promènent le bol alimentaire sans relâche, l'étalent sur les parois muqueuses secrétant le suc gastrique. De même au duodénum. Si les parois ont partiellement perdu leur tonicité, leur contractilité, elles cèdent peu à peu, se laissant distendre, réagissant difficilement ; bientôt la fibre lisse ne conserve plus que son élasticité.

Les mêmes causes persistant, la dilatation augmente et peut atteindre des dimensions telles que la grande courbure descend jusqu'au pubis. A partir du moment où la fibre lisse a perdu sa contractilité, on ne remarque plus les crampes si fréquentes dans les premiers temps.

Rendre aux parois stomachales, leur puissance contractile, tel est le problème multiple, difficile, dont la solution exige souvent des années de traitement ponctuellement suivi, où le genre d'alimentation, selon les cas, joue le plus grand rôle. Mais là aussi évidemment, comme je l'ai vérifié plusieurs fois, notre eau de Santenay deviendra le meilleur agent curatif par ses propriétés eupeptiques, toniques des parois, antiputrides, laxatives ; elle hâtera la guérison et la rendra durable.

GRAVELLE — COLIQUES NÉPHRÉTIQUES

Cette esquisse étiologique, pathogénique et thérapeutique des dyspepsies et dilatation de l'estomac va me permettre d'abréger les considérations nombreuses sur les affections diverses diathésiques et locales qui relèvent de la cure de Santenay.

Je commencerai par celles dont le traitement a constitué, de temps immémorial, sa spécialité dans le pays, bien avant que l'analyse eût décelé la quantité élevée de chlorure de lithium de la Source de Santenay.

La gravelle c'est l'acide urique de la désassimilation incomplète des tissus s'arrêtant sur le chemin de l'urée, produit très peu soluble qui se concrète en graviers plus ou moins gros, fusiformes généralement, quelquefois étoilés dont l'expulsion provoque de violentes douleurs (coliques néphrétiques) dans les tubuli, aux calices, aux bassinets, dans l'urétère, au défilé muqueux de son entrée dans la vessie, au sphincter vésical, aux points de rétrécissemement normal de l'urèthre, suivant les dimensions, la forme et les aspérités des calculs. La lithiase urique s'accompagne souvent d'hémoglobinurie précédante ou concomitante. Il se pourrait que l'acide urique la provoquât; il est de fait qu'il y a parallélisme entre l'hémoglobinurie et la quantité d'acide urique. L'acide urique agirait comme irritant vasculaire; il produirait la contraction des vaisseaux, augmenterait la tension sanguine; de là rupture.

Traitement préventif ou curatif, l'eau de la *Source Lithium* est, sans conteste, souveraine en premier, par ses 12 centigrammes de sel de lithium; en second, par ses autres sels qui activent les échanges nutritifs et suppriment la crase acide.

Gravelle oxalurique. La gravelle oxalurique plus fréquente chez les pauvres, les femmes, les enfants débiles mal nourris, malades, chez ceux qui abusent d'aliments acides, d'oseille, de fruits non mûrs, est un produit de désassimilation encore moins complète que l'acide urique — Si, sous l'influence d'une acidité prédominante, les phosphates neutres des os et tissus sont décomposés, on voit se former des cristaux d'oxalate de chaux faciles à reconnaître à leur disposition en trémies, octaèdres à base carrée. Ces cristaux microscopiques engendrent la lithiase oxalurique laquelle forme les calculs muraux quand on n'intervient pas rapidement.

La source lithinée active la nutrition, neutralise la crase acide, dissout les graviers oxaluriques et les empêche de se reproduire.

GOUTTE — ARTHRITISME

La goutte, sœur de la gravelle, reconnaît, pour caractéristique, la présence, dans les tissus fibreux péri-articulaires, les gaînes

tendineuses et même les synoviales, de dépôts apparents de biurate, acide de soude peu soluble. Il s'en effectue aussi dans les
tissus fibro-cellulaires de l'économie (névroglie, périnèvre, névri-
lème, gangues hépatique, rénale, splénique, musculaire, cardiaque, pulmonaire, sous-épithéliale des muqueuses, etc., etc.),
d'où les manifestations goutteuses diverses relevant de même diathèse et dyscrasie sous les noms de migraine (alopécie), névralgies,
rhumatismes musculaire et articulaire, viscéralgies, entéralgies,
asthme et bronchites ultra-aiguës transitoires ; néphrites mortelles
(causes les plus fréquentes de mort dans ce que l'on nomme la
goutte remontée), arrêt du cœur, manifestations cutanées et
muqueuses multiples, goutte vésicale.

La goutte est-elle le résultat d'une hypernutrition des substances azotées seules ou d'un ralentissement général de la
nutrition ?

Grand débat où les arguments abondent dans l'un et l'autre
sens, soutenus par des maîtres d'égale valeur et compétence. A
mon humble avis, on peut et doit distinguer.

La goutte héréditaire frappant un individu dont le père était
plantureusement obèse, ou rhumatisant, eczémateux, hémorrhoï-
dant, qui reçoit de ses générateurs un terrain admirablement préparé à l'action des causes de l'éclosion goutteuse, cette forme
dis-je, c'est la goutte originelle par ralentissement de la nutrition.
Un tel rejeton deviendra facilement obèse, diabétique, goutteux
vers 40 ans, ou à la suite d'une maladie sérieuse quelconque,
quelles que soient sa sobriété, ses habitudes d'exercice régulier,
de travail musculaire convenable, tandis qu'une autre personne non
soumise à la diathèse, atteinte de semblable affection, reviendra
immédiatement après à l'état de santé *quo ante*.

Voici, au contraire, un gentilhomme campagnard bien bâti,
robuste, dont les parents et aïeux sont morts octogénaires. Il vit
au plein air, marchant, courant, chassant, arpentant monts et
vaux. Il s'est adonné de longue date aux festins raffinés et longues
beuveries ; mais sa riche constitution brûle, dépense les matériaux
alimentaires emmagasinés quotidiennement. Puis, insensiblement,
les cellules, les organes se fatiguent, s'usent et diminuent de

puissance dans l'accomplissement de leurs multiples fonctions (conservation intégrale de leur charpente, rapidité et perfection des mutations nutritives). Etonnement de notre luron. Par habitude ou vanité il persiste à trop emmagasiner d'aliments azotés, de viandes succulentes au détriment des hydrocarbures ; il marche et peine moins longtemps, il reste volontiers au lit. Alors cette consommation azotée, exagérée surmène les organes ; l'assimilation et la désassimilation deviennent incomplètes et bientôt s'accumulent dans l'économie des déchets imparfaits, des toxines qui ralentissent les échanges et provoquent souvent des fébricules avant-coureurs de l'accès qui éclatera si les mêmes errements persistent. Ce sera la goutte acquise, l'hypernutrition sans balance dans la recette et la dépense engendrant le ralentissement de la nutrition. Que les premiers avertissements ne soient pas écoutés, que les écarts de régime alimentaire durent trop ou se manifestent chez une personne originellement vigoureuse mais avancée en âge, la *restitutio ad integrum* des organes n'est plus possible, la goutte passe à l'état chronique.

Les goutteux, premier genre, *goutte héréditaire*, pourront amender le mal, le rendre supportable, non l'extirper radicalement. Ceux du second genre (goutte acquise) guériront rapidement et durablement, à moins qu'ils ne soient trop vieux.

Le traitement va vous fournir encore quelques données pathogéniques. L'accès de goutte, la goutte aiguë, doit être surveillé mais respecté. C'est un effort de la nature tendant à l'expulsion de l'excès d'urates ; et la fièvre qui s'allume sous l'influence des toxines uriques va les brûler ; c'est une auto-combustion éliminatrice née de l'irritation des tissus par ces substances agissant comme corps étrangers ou poisons autochtones.

Bien que l'accès éclate soudainement, il est prouvé que le processus se dépose peu à peu, lorsque la masse du sang contient environ 95 centigrammes d'acide urique.

Dans la leucocythémie et la cirrhose il y a excès d'acide urique éliminé par les urines, mais grand déficit d'urée. Chez les goutteux par contre, l'urée atteint la normale, l'acide urique est en plus.

Les thérapeutes qui voient dans la goutte une hypernutrition affirment que les alcalins hypoglobulisants, anémiants, tempèrent, altèrent la fonction d'assimilation et, par suite, rétablissent l'équilibre.

Ceux qui attribuent cette dyscrasie à un ralentissement de nutrition provoqué par un excès d'acides organiques, administrent les alcalins en raison de leurs propriétés antiacides. Les deux opinions, bien que contradictoires dans leurs prémisses et conclusions, ont triomphé succesivement parce que les services rendus aux malades par les alcalins sont patents. *In medio stat veritas.*

Les alcalins sodiques, potassiques, lithiques agissent réellement comme antiacides; ils relèvent primitivement et momentanément le niveau nutritif, exagèrent les combustions générales d'où leur utilité dans la gravelle et la goutte. De ces alcalins, seul le lithium dissout les graviers uriques et les tophus de biurate acide de soude et chaux où qu'ils se trouvent (voir page 22).

Mais les alcalins (le bicarbonate de soude surtout) ralentissent bientôt la fonction hépatique et les sécrétions muqueuses (voir page 18), par conséquent, la formation de jeunes globules rouges et la nutrition en général. A un moment précis (faiblesse, torpeur, constipation) ils deviennent secondairement hypoglobulisants, anémiants. Leur emploi doit donc être très surveillé.

A Santenay, je l'ai déjà dit, pas de graveleux ni de goutteux. L'eau de la *Source Lithium* remplit supérieurement les indications antiacides par ses sels alcalins, comburante, tonique par son chlorure de sodium, diurétique et dissolvante des tophus par son chlorure de lithium, hématogène par son chlorure de potassium, laxative et cholagogue par ses sulfates sodiques, effet très important au point de vue du foie dont le triple rôle vasculaire, biliaire, glycogénique domine la vie végétative de l'être humain.

OBÉSITÉ

L'obésité n'est pas une difformité, mais une véritable maladie. Un adulte sain, vigoureux, bien équilibré peut manger des corps gras en quantité sans emmagasiner dans ses tissus, aux lieux d'élection, plus de 3 kilogrammes de graisse.

Très souvent la dyspepsie frappe l'obèse dont l'alcalinité du sang diminue.

La graisse provient de deux sources : l'alimentation et la désassimilation. Si après émulsion les graisses ne sont pas saponifiées puis brûlées, ou bien éliminées par la peau et l'intestin, elles infiltrent les tissus en totalité (obésité lente) ou partie (obésité rapide). Cette élimination exagérée par la peau, comme dans la séborrhée, rend le tégument cutané des obèses luisante, grasse et leur odeur très accentuée, car il s'y joint aussi celle d'acides gras (butyrique, valérique) d'un peu de saponification, non comburés.

Dans les maladies utérines, hépatiques, rénales où la dyspepsie, l'impossibilité de travail musculaire d'exercices comburants sont la règle ordinaire, on voit l'obésité apparaître rapidement.

Le traitement de l'obésité est encore l'apanage de l'eau de la *Source Lithium*. Elle active la nutrition générale, aide puissamment à la saponification des corps gras, à la combustion des acides gras, de la glycérine et par les effets laxatifs de son sulfate de soude, à l'expulsion rapide des graisses en excès.

RHUMATISME

Selon le terrain sur lequel il évolue, le rhumatisme aigu ou chronique peut être articulaire, musculaire, fibreux, noueux.

Cette dernière forme attaque le plus souvent les miséreux, les cachectiques.

Tout rhumatisme engendre des altérations amyotrophiques souvent irréparables. Maintenant.... voulez-vous du microbe, on peut vous en servir?

Les ultra-microbiomanes affirment, en effet, que la *monade rheumatique* produit, par ses toxines, les processus et troubles rhumatismaux. Les modérés, et j'en suis, pensent que, si le terrain morbide n'était pas propice, la monade ne se développerait pas. Elle ajoute secondairement son influence nocive, elle accroît les ravages, elle retarde la *restitutio ad integrum*, la rend impossible, soit, mais elle n'est pas la cause première. Il faut un fumier humain, spécial pour sa prolifération, l'action de ses excréments toxines, et ce fumier abonde dans l'économie, lorsque la puissance et l'équilibre des mutations nutritives sont rompus soit par l'influence prolongée de l'humidité, du séjour dans des locaux malsains, d'une hygiène déplorable, d'une alimentation insuffisante (inopexie, fibrine spontanément coagulable en excès dans le sang), soit par l'augmentation de l'acide urique et des biurates insolubles.

Tout rhumatisme tend à devenir chronique avec poussées aiguës vers les séreuses et les parenchymes (pneumonie, péricardite, méningite, néphrite rhumatismale) si le sujet vient à s'exposer brusquement à une influence débilitante trop énergique (bain froid pris le corps en sueur).

Le rhumatisme est un protée anémiant au dernier degré. Relever le taux de la nutrition, activer les échanges, dissoudre les produits incomburés, combattre l'anoxyhémie en augmentant par son chlorure de potassium la puissance des globules rouges, expulser du corps les déchets et poisons divers par l'intestin, les reins ou les autres émonctoires, tel sera le rôle brillant et bienfaisant de la *Source Lithium*.

LYMPHATISME — SCROFULE — RACHITISME OSTÉOMALACIE

Lymphatisme — Scrofule. Les découvertes scientifiques récentes ont séparé les deux premiers groupes. Jadis on considérait la scrofule comme le degré summum du lymphatisme. Aujourd'hui on dit que le microbe scrofuleux absorbé évoluera plus tôt, si le terrain lymphatique moins résistant prédomine trop.

Tous les enfants ont la constitution lymphatique. Cette exagération plus ou moins transitoire du lymphatisme vasculo-ganglionnaire s'explique par les exigences de la nutrition et de l'accroissement plus rapide, à certaines époques de la vie, jusqu'à ce que l'individu soit arrivé à son complet développement. Ces maxima de croissances augmentent la débilité des sujets originellement faibles, et c'est à ces moments que les manifestations morbides apparaissent : première dentition ; sortie des molaires vers quatre ans et demi; chute des dents et remplacement de sept à neuf ans, voire même onze ans; — éveil de la sécrétion testiculaire de douze à quatorze ans, phase d'établissement de la ponte ovarique, menstruation difficile, de quinze à vingt ans. — La phthisie apparaît, souvent aiguë, et l'ovaire rentre dans le silence, ou du moins les règles cessent.

Le sang normal contient un leucocyte sur 350 globules rouges. Lorsque le lymphatisme de transitoire devient permanent, cette proportion peut varier de 1/350 à 1/50. Davantage, ce serait la leucocythémie mortelle.

Voici un enfant plus lymphatique que ne le comportent la nutrition et la croissance; pour la moindre cause ses muqueuses se phlogosent (rhinites, amygdalites, angines, laryngites, bronchites), sa peau s'altère (impetigos, séborrhées, eczémas). Le terrain est merveilleusement préparé. Qu'il survienne dans l'atmosphère respirée par le prédisposé des bacilles expectorés par des poumons tuberculeux où ils ont acquis leur summum de puissance destructive, et l'on verra apparaître tantôt la scrofulose articulaire, ou osseuse, ou cutanée, vraie tuberculose locale, tantôt la scrofulose pulmonaire, méningitique, ganglionnaire, testiculaire, ovarique, ou tuberculose générale des poumons, des méninges, des ganglions, des testicules et des ovaires — Il n'existe pas en effet de tubercules des méninges, ganglions, testicules ou ovaires sans qu'on n'en trouve peu ou beaucoup dans les poumons.

Les quelques autres scrofules se développent sur les individus ayant hérité un terrain humain, une constitution moins résistante de parents foncièrement contaminés par la syphilis. Ces scrofules sont identiques à la syphilis héréditaire tardive.

De temps immémorial on a prescrit la cure saline *intus et extra* dans ces diverses affections si rebelles.

In sale et in sole omnia consistunt

En France, à part Santenay, nous manquons d'eaux minérales chlorurées sodiques utiles, absorbables, agréables à boire.

Les unes à peine chlorurées, Vittel, source dite salée, Contrexéville, Martigny, ou peu chlorurées (Bourbon-Lancy, Bourbon-l'Archambaut, la Bourboule, Brides) ont une influence très peu marquée ; les autres hyperchlorurées, Salins-Moutiers, Salies-du-Salat, Salins-Jura, Salies-de-Béarn, Dax (eaux salées artificielles) causent un dégoût insurmontable, même à dose infinitésimale.

J'ajouterai, par expérience, que les eaux salines fortes non sulfatées sodiques, bues par quarts de verre ou cuillerées à bouche, dessèchent la muqueuse intestinale et constipent au de là de toute expression. Une eau minérale contenant au dessus de 10 grammes de sels divers dont plus de 7 grammes de chlorure de sodium par litre d'eau sera bue avec grand déplaisir et produira l'inertie intestinale.

Telles sont les raisons majeures qui ont milité, chez nous, en faveur de la cure saline externe quasi exclusive, alors qu'à l'étranger des stations comme Kissingen, Wiesbaden, Tarasp, Marienbad, etc., etc., voient affluer les malades pour la cure interne principalement.

Grâce à la source de Santenay, cette lacune est comblée.

Chez les lymphatiques et les scrofuleux elle active les combustions, les mutations nutritives, accroît la résistance aux actions nocives, enlève au sang et aux tissus l'excès d'eau, accroît les fonctions des organes formant les globules rouges, dissout les chapelets ganglionnaires de l'organisme, abaisse le nombre des globules blancs, rétablit dans le sang, après plusieurs cures, la proportion des hématies et des leucocytes, provoque une diurèse salutaire tout en fondant les excès d'acide urique et d'urates provenant de la nutrition retardante.

Rachitisme — Ostéomalacie. On pousse rachitique, on devient ostéomalacique (grossesse, fièvre typhoïde, etc.) après avoir possédé un système osseux convenable. Dans ces altérations osseuses, l'eau minérale de notre source intervient en alcalinisant le sang, neutralisant les acides organiques ; elle fait disparaître les causes du rachitisme et, grâce à ses sels de chaux (1 gr. 30 par 1000 gr. d'eau) favorise la consolidation des os.

De même dans l'ostéomalacie où les phosphates neutres insolubles des os abandonnent le squelette et les cellules des tissus en devenant phosphates acides solubles sous l'influence d'une dyscrasie provoquée par des troubles persistants de la nutrition.

AFFECTIONS DU FOIE — LITHIASE BILIAIRE, CALCULS COLIQUES HÉPATIQUES

En éloignant ce chapitre de ceux consacrés aux dyspepsies, j'ai sacrifié à l'usage qui a prévalu, jusqu'à ce jour, de limiter l'efficacité des eaux de Santenay au traitement des dyspepsies, de la gravelle, de la goutte, du rhumatisme et de l'obésité. Cette spécialisation surannée ne résiste pas à la lecture des considérations ci-dessus.

J'espère avoir démontré par A + B que la Source Lithium renferme dans sa lymphe minérale les propriétés des eaux de Kissingen, Carlsbad, Marienbad et Salzschlirf, en raison de ses chlorures, de ses sels de soude, de chaux et de son chlorure de lithium (12 centigrammes par litre).

Dans toute dyspepsie, le foie, ce triple laboratoire mystérieux, se trouve en jeu avec ses 12 à 1300 grammes de secrétion biliaire quotidienne dont partie devient excrémentitielle.

Quelle que soit la cause de la dyspepsie, le foie souffre, se congestionne, s'hypertrophie et ses fonctions s'altèrent. Le savon biliaire n'aide plus le savon pancréatique, les hématies se forment incomplètement, les vieux globules ne sont pas détruits et l'ensemble de ces troubles a un retentissement profond, plus ou moins durable sur l'économie. Quelques détails :

Le catarrhe gastro-duodénal simple s'étend aux canaux hépatiques, produit l'ictère simple avec perte d'appétit et gonflement du foie. Des catarrhes superposés créent ces hypertrophies considérables, ces flatulences insupportables nées de la décomposition des produits intestinaux peu ou pas annihilée par l'influence anti-putride de la bile et de l'acide chlorhydrique du suc gastrique.

Par défaut de saponification pancréatique et biliaire les graisses à peine émulsionnées, les graisses de désassimilation s'accumulent dans les tissus. On devient paresseux, indolent, faible ; on sue à ne rien faire, on marche peu et l'on engraisse en mangeant à peine. Le processus morbide varie selon l'intensité et la nature des causes génératrices et le terrain d'évolution.

L'un aura des dyspepsies et ictères à répétition; l'autre verra son foie grossir démesurément avec peu d'ictère; un troisième éprouvera les angoisses terribles des flatulences avec pléthore abdominale; un quatrième fera de la lithiase biliaire, etc., etc. La femme est bien plus sujette que l'homme à cette dernière affection. La pression exagérée du corset (foie en gourde) cause fréquente de dyspepsie et de diminution de la fonction hépatique, ajoute bien vite ses effets déplorables à ceux de la nutrition retardante qu'entraînent la vie sociale de la femme, son état sédentaire, son défaut d'exercice musculaire, les grossesses, le repos prolongé au lit ou sur les chaises longues.

Au risque de tomber dans des redites, je suis heureux de pouvoir affirmer que tous ces graves désordres seront amendés et guéris, *s'il en est temps encore*, par la Source Lithium.

Ses chlorures chasseront la dyspepsie stomachale et duodénale, les sels alcalins décongestionneront les muqueuses du duodénum, des canaux cholédoque, cystique, de la vésicule biliaire, des canaux de Wirsung. Les sels de soude (sulfate de soude surtout), éminemment cholagogues, feront appel et la fonction hépatique se rétablira. Alors de jeunes et fraîches hématies remplaceront les vieilles incomplètement détruites; la diurèse, si puissante par cette eau, lavera l'appareil rénal et expulsera les produits biliaires résorbés.

LITHIASE BILIAIRE, CALCULS BILIAIRES

Partout où il y a ralentissement des oxydations dans les tissus, se produit une accumulation de cholestérine (vaste abcès athéromateux de l'aorte).

On doit admettre deux espèces de cholestérine : l'une de secrétion, l'autre d'excrétion, véritable déchet cérébral. Le foie est, en quelque sorte, le dépurateur du cerveau, son rein, d'où le dicton: *se faire beaucoup de bile*, applicable aux gens inquiets, grincheux, à soucis réels ou imaginaires, fort enclins à voir le mal partout.

Par suite, il y a la bile de secrétion et la bile d'excrétion, véritable *caput mortuum*, riche en bilirubine très toxique, qui colore les fèces et s'élimine avec eux.

Au point de vue chimique la cholestérine fait partie de la série des alcools, c'est le radical d'une sorte d'éther.

Le savon biliaire est un tauro-glycocholate de cholestérine et de soude (très peu de soude dans la bile humaine). La nutrition vient-elle à se ralentir, l'alcalinité des sucs diminue, la muqueuse s'altère, les acides organiques prédominent, déplacent les acides biliaires, s'emparent du peu de soude que contient la bile et la cholestérine se précipite.

Dans beaucoup de cas, c'est à l'excès des sels de chaux non emportés à l'état de phosphates terreux par l'acide phosphogly-cérique qu'est due la précipitation de la cholestérine (voir page 14); ce qui explique pourquoi les eaux crues, séléniteuses uniquement sulfatées calciques, fortes ou moyennes (Contrexéville, Vittel, Martigny, Evian, St-Gervais, Uriage) sont si nuisibles dans la lithiase biliaire, tandis que l'eau de Santenay est toute puissante comme traitement curatif et préventif des calculs hépatiques petits et gros.

MALADIES DU PANCRÉAS

Peu connues, elles doivent coexister avec celles de l'estomac, du foie et, par conséquent, se manifester souvent dans les dyspepsies.

Le pancréas, agent principal d'émulsion et saponification des corps gras, véritable organe des sécrétions vicariantes des glandes salivaires, de celles de l'estomac, du foie, ressentira le contre-coup de toutes les affections gastriques, entériques et hépatiques. Il en résulte que l'usage de la Source Lithium, pour semblables raisons que dessus, sera suivi d'heureux effets dans la cure des troubles fonctionnels ou nutritifs de cette glande en grappes.

CHLOROSE — ANÉMIE — NEURASTHÉNIE

Chlorose ; anémie. On naît chlorotique, on devient anémique.

La chlorose, plus fréquente chez la femme, existe aussi chez l'homme.

La chlorose est une anémie originelle, constitutionnelle, protéiforme dans ses manifestations bien plus appréciables à certains moments ou poussées du développement, de la croissance, affaiblissant encore la résistance du terrain qui est plus exposé à l'action des agents morbides.

La diminution du nombre des globules n'est pas la caractéristique de la dyscrasie sanguine pas plus que de l'anémie lente.

On peut être chlorotique, anémique avec 5 millions de globules rouges par millimètre cube. Seulement ces hématies paresseuses, invalides absorbent moins d'oxygène qu'à l'état normal.

Il y a anoxyhémie générale, torpeur de la nutrition ; de là, des troubles digestifs, musculaires, articulaires, nerveux, cardio-pulmonaires, cutanés, ovariques, utérins si variés ; des lésions vaso-motrices complexes, des dégénérescences vasculaires (purpura hémorrhagicum pétéchial, hémorrhagies dites spontanées, hémophilies).

Tous les chlorotiques et les anémiques sont plus ou moins nervosiques, neurasthéniques, d'une faiblesse irritable dépendant surtout de l'influence de causes objectives (bruit, cris, odeurs, portes ouvertes ou fermées avec fracas). Presque toujours nonchalants, indolents, indifférents, ayant horreur de la marche, ils se préoccupent peu de leur situation morale ou physique et ne sont pas les jouets de craintes chimériques constantes.

Neurasthénie. Hyperesthénique ou dépressive, plus commune chez l'homme, elle rappelle trait pour trait ce que l'on décorait, jadis, du nom d'hypochondrie, de nervosisme.

C'est un rameau important de l'arbre anémie paré d'un nom nouveau, dans lequel le déséquilibre cérébral pouvant aller à la folie, joue un grand rôle. Pensées morbides obsédantes, manque d'énergie, impossibilité de se livrer à un travail physique ou intellectuel sérieux, irritabilité d'esprit, insomnie, vertiges, dépression des forces, douleur constrictive de la tête, dyspepsie, constipation, dégoût de la vie, tendance au suicide.

On a vanté outre mesure les effets du fer dans la chlorose, l'anémie, la neurasthénie. Il y a 7 grammes de fer dans l'organisme; l'hémo-globine de l'hématie ne peut exister sans ce minéral, pas plus que sans potasse. Mais l'alimentatiou suffit dix fois à fournir la quantité quotidienne nécessaire. Il s'élimine chaque jour dans les excreta intestinaux, avec la bile excrémentitielle et les colorants de l'urine, une proportion si minime de fer qu'on ne la note jamais dans les analyses. Ce qui manque au chlorotique, à l'anémique, au neurasthénique, c'est la possibilité de subvenir aux mutations nutritives fonctionnelles et nerveuses de la vie régulière. Donnez-lui beaucoup de fer dans ces conditions, surmenez-le relativement par l'exercice et l'hydrothérapie intempestifs, vous augmenterez le mal et le marasme s'emparera de lui Dans le traitement de la chlorose, de l'anémie, de la neurasthénie, on n'a jamais vu, Trousseau avait bien raison, que l'un des côtés du problème vital. Changez d'air le malade, transportez-le dans un climat plus sain, sur un site élevé isolé, ne le bourrez pas de viandes saignantes et de drogues, laissez-le reposer, *farnienter ad libitum*; donnez au neurasthénique surtout les distractions des voyages, à petites journées, qui changent le cours de ses idées noires, prescrivez au chlorotique, anémique, neurasthénique la Source Lithium à doses modérées, vous verrez l'appétit de bon aloi renaître, puis les forces, la vigueur, sans autre fer que celui des aliments et de la minime quantité contenue dans cette eau minérale. L'influence hématogène de son chlorure de potassium (20 centigrammes par litre) jointe à ses autres propriétés guérit comme par enchantement les chloroses de croissance, de développement, les anémies et les neurasthénies les plus enracinées.

DE LA CONSTIPATION CHEZ LA FEMME

Due à des causes multiples tendant toutes à frapper d'inertie le gros intestin, elle acquiert souvent une intensité surprenante. J'ai connu (quel médecin n'en pourrait narrer autant!) des jeunes filles et des femmes d'âges divers qui se présentaient à la garde-robe tous les quinze et vingt jours même ! Un seul moyen existe de modifier, sans médicament, cette sorte de paralysie par rétention du bol fécal : aller au cabinet tous les matins, à la même heure, procéder à des efforts d'expulsion lents et répétés durant cinq minutes ; et s'il n'y a pas selle sérieuse, sortir chaque fois vainqueur de la lutte au moyen de lavements gardés quelques minutes. Après un mois et demi d'observation rigoureuse de ces préceptes, plus de constipation. On reconnaît le bien fondé de ces conseils, on s'exécute durant quelques jours, puis on envoie promener... médecin et recommandations.

Bientôt surgissent des troubles de la miction, des déplacements utérins, des maladies chroniques de cet organe, de la dyspepsie, de la neurasthénie. Alors on épuise, un à un, tout l'arsenal des purgatifs. A chaque nouveau médicament, un résultat qui s'éteint rapidement par l'accoutumance. Souvent, selon le purgatif employé, une constipation plus opiniâtre succède aux effets éphémères. Eh bien ! si la victime n'a pas la tenacité de suivre le seul moyen sans drogue plus haut relaté, je l'engage à boire lentement, le matin dans son lit, deux verres de la Source Lithium, à une demi-heure d'intervalle, et la régularité la plus parfaite s'établira sans douleur, tout doucement. Le gros intestin tonifié, lessivé, non irrité reprendra ou contractera l'habitude du mouvement péristaltique et le réflexe de la défécation s'éveillera quotidiennement à heure fixe. Bientôt plus besoin d'avoir recours à la Source Lithium si, comme on dit au palais, elle n'est retenue, pour une autre cause.

Je ne connais pas de moyen plus efficace, plus certain, plus anodin.

ETATS CONGESTIFS DES CENTRES NERVEUX

Avec l'âge, les excès, la goutte, l'obésité ou l'influence héréditaire, il arrive souvent que des raptus sanguins par excitation, des stases congestives par neuro-paralysie des vaso-moteurs se déclarent et durent plus ou moins longtemps. Si le sang est lancé avec plus de force ou s'il met plus de temps à cheminer, si la circulation en retour se ralentit, la *vis a tergo* perdant son énergie, l'état congestif s'établit. Peu à peu les parois artérielles diminuent d'élasticité par artério-sclérose, dégénérescence graisseuse, athéromateuse ; il se forme des dilatations, des anévrismes des vaisseaux cérébraux intéressant aussi leur gaîne lymphatique. Qu'un effort même peu intense se produise, la rupture a lieu et l'hémorrhagie avec ses conséquences.

Il est donc sage et utile de diminuer la tension des vaisseaux au moyen d'agents n'irritant pas, n'occasionnant point une constipation secondaire qui aggraverait la situation à laquelle on a voulu porter remède.

L'eau de la Source Lithium, par ses propriétés laxatives, bue à la dose de deux verres le matin à jeun, effectuera *une saignée séreuse* salutaire déchargeant les vaisseaux de la tête. Elle réduira l'obésité et l'action diurétique et fondante de ses sels lithinés créera une dérivation très opportune.

MALADIES DES FEMMES

A l'appui des considérations exposées dans ce chapitre et les suivants, je tiens à déclarer que je n'apporte pas le contrôle de mon expérience. J'ai recueilli çà et là des documents, des témoignages, des résultats positifs que j'ai cru devoir consigner ici. Du reste le raisonnement par analogie et déduction, l'empirisme même constituent les bases principales de la thérapeutique hydro-minérale. Il est de toute évidence, en effet, que si, dans le traitement d'une maladie, l'on a besoin d'agents excitant la nutrition, dégorgeant les tissus, saponifiant les graisses, dissolvant l'acide urique et les urates, provoquant la diurèse, combattant la constipation, je suis absolument certain de ne pas errer et de rendre service à toute personne atteinte d'affection utérine, si je lui prescris l'eau de la Source Lithium, *intus et extra*, en bains avec speculum foré ou fenêtré ou injections douces et continues dans le bain.

Or toutes les indications précédentes s'imposent dans la thérapeutique des maladies vulvaires, vaginales et utéro-ovariques.

Notre lymphe minérale activera les mutations nutritives ordinairement si languissantes chez ces malades. Les chlorures non transformés en carbonate ou sulfate attireront, par osmose, le sérum morbide qui infiltre ou amollit les tissus de l'organe.

L'exosmose par lavages vaginaux ou injections procurera une hydrorrhée salutaire. Bref l'organe diminuera de volume, la muqueuse vulvo-vaginale soumise à l'action antiseptique et lessivante des chlorures et sulfates sodiques, expulsera ses colonies microbiennes et les écoulements muco-purulents disparaîtront. Les sels de lithine tout en dissolvant l'acide urique et les urates, activeront la diurèse et cette dérivation si précieuse pompera, pour ainsi dire, l'eau des tissus engorgés. En même temps la constipation si fréquente chez les utéropathes abdiquera.

FIBROMES

Sur les gros fibrômes mixtes, interstitiels et sous-péritonéaux je ne crois ni à l'efficacité des bains des sources salines fortes ni à celle des courants continus à haute intensité. L'électricité peut rendre quelques services quand il y a hémorrhagie, voilà tout. Quant aux diminutions de volume signalées et admises, dans ces derniers temps, il faut les mettre, je crois, sur le compte de la résorption, sans cause appréciable, des kystes si fréquents dans toute masse fibreuse et que la palpation ne décèle pas, vu qu'ils sont masqués par une épaisse enveloppe de tissu fibro-musculaire lisse. Si l'on pouvait décomposer chimiquement par l'électricité, comme dans un voltamètre, les sucs du fibrôme et, par suite, atrophier la tumeur, ce serait autre chose. Mais j'ai peine à comprendre comment un courant qui n'est pas employé à intensité décomposante, dont on se sert journellement pour rétablir la nutrition normale ou la fonction (atrophies et paralysies musculaires) puisse atrophier les muscles lisses pour les besoins de la cause. Ces doubles propriétés contraires d'un même agent me remettent en mémoire certains concepts de M. Prudhomme et de l'opérette

L'eau de la Source Lithium pourra-t-elle remplir quelques

indications utiles, retarder la marche, le développement des tumeurs. A priori je le crois, sans l'espérer beaucoup. L'action momifiante, desséchante des chlorures entraînant par leur équivalant de diffusion l'eau du fibrôme, les dérivations diurétiques de la lithine, laxative des sulfates de soude diminueront sa vitalité et reculeront par suite, l'échéance fatale. Prolonger la lutte et la vie, tel est le but à atteindre quand on ne croit pas pouvoir opérer.

ALBUMINURIES

En inscrivant : Albuminuries, au lieu de : Néphrites chroniques, j'ai déféré à l'usage qui veut que, dans le langage médical courant, on entende par albuminurie la maladie de Bright caractérisée par la présence dans l'urine d'une albumine spéciale rétractile.

Le symptôme albuminurie est commun à beaucoup de maladies (fièvre typhoïde, intermittente, scarlatine, suppurations osseuses, cardiopathies, diabète, ictère), mais, sauf dans la phtisie et les fontes purulentes des os, ces albuminuries sont transitoires, sans lésions profondes de la substance rénale. De plus leurs urines ne donnent pas lieu, quand on les chauffe, aux dépôts d'albumine rétractile qui sont la caractéristique du mal de Bright.

Un point très important à noter en passant, c'est que les peptones absorbées non utilisées dans l'organisme sont éliminées par le filtre rénal. Ce défaut de combustion des peptones se remarque chez ceux qui, nés débiles ou débilités font abus de corps azotés. Or, par la chaleur, certaines de ces peptones se précipitent un peu avec des sels et simulent de l'albumine. Si l'on n'y prend garde et si l'on se prononce trop vite, on diagnostique une maladie de Bright alors qu'il s'agit de chlorose ou d'anémie. Le diagnostic différentiel repose sur l'aspect des dépôts non rétractiles dans la peptonurie, sur ce que la chaleur finit par les redissoudre et surtout sur la dissolution rapide par l'alcool des peptones précipitées, tandis que les flocons d'albumine vraie restent indifférents. L'albuminurie Brightique annonce une déchéance profonde de l'organisme. Doit-on considérer ces

néphrites comme primitives ou deutéropathiques? Quelle pathogénie? infection, intoxication. Quel point de départ, nerveux,
trophique, microbien, élaboration vicieuse des matières de désassimilation faut-il admettre? Autant encore d'inconnues.

Tout ce qu'on peut dire de l'albuminurie Brightique c'est que
haeret lateri lethalis arundo.

Le froid est le grand ennemi de l'albuminurique comme du
goutteux. Le froid peut le tuer en quelques heures, après plusieurs années de lutte en apparence victorieuse, par une poussée
aiguë se superposant aux lésions chroniques du rein, étouffant
le reste des glomérules en fonction, supprimant la filtration
rénale, empoisonnant le sujet par les urotoxies et les substances
minérales non éliminées qui paralysent rapidement les centres
nerveux et tuent le cœur. Peu de chose en elle-même, la petite
quantité d'albumine perdue acquiert une importance capitale en
ce qu'elle est la preuve matérielle, le sceau de la déchéance de
l'organisme.

En quoi l'eau de la Source Lithium pourra-t-elle remettre la
santé du malade en meilleur état sinon le guérir complètement,
étant donné qu'il observera les règles de la plus sévère hygiène?

Elle relèvera le taux de la nutrition si languissante, elle donnera de l'énergie au patient; elle combattra la dyspepsie si commune chez l'albuminurique, nettoiera le tube digestif et annexes,
luttera contre l'anémie du brightique, augmentera la quantité
des chlorures du sang descendue au dessous de la moyenne, par
suite entravera, point important, l'échappement de l'albumine
par les glomérules dans l'exosmose urinaire. Puis l'urée s'accroîtra; l'acide urique et les urates en excès dans l'albuminurie seront
dissous et rejetés à l'état d'urates de lithine, et l'on verra la quantité des chlorures de l'urine atteindre la normale, c'est-à-dire 10
à 12 grammes. Or le chlorure de sodium est le baromètre de la
nutrition.

Dans les albuminuries chroniques, les chlorures urinaires descendent à 7 et 8 grammes, moins même parce que l'assimilation
et la désassimilation faiblissent de jour en jour; alors les tissus
s'hydrémient par transsudation, il y a tendance à la stagnation,

4

au minimum d'échanges d'où la faible production de chaleur et le manque de résistance au froid. La charpente du rein, sa structure participe à la faiblesse générale ; sa zone filtrante laisse passer l'albumine, le sang à la moindre poussée; le glomérule perd ses propriétés d'attraction et de répulsion. Mais que l'eau de Santenay vienne à donner un coup de fouet à cet organisme décrépit, alors les échanges augmenteront, les chlorures d'assimilation en excès dans le sang attireront l'eau des tissus et les tonifieront. Bouffissures, œdème, apathie générale cesseront et le rein prenant part à ce renouveau arrêtera l'albumine au passage, ce qui marque le relèvement du malade.

Je n'ignore pas que, d'après beaucoup de physiologistes, normalement l'albumine arrivée aux tubes de Ferrein et aux canalicules de Henle se résorbe et fait retour au sang, tandis que l'urine continue à descendre vers les calices. Je m'imagine difficilement ces promenades albumineuses.

DIABÈTE SUCRÉE — GLYCOSURIE

On compte trente théories du diabète sucré. Aucune ne peut rendre complètement raison des symptômes variés, des états secondaires, des lésions multiples qu'on observe dans ce syndrôme. Il y a des diabètes aigus, transitoires et des diabètes chroniques. Ces derniers seuls sont intéressants.

A l'état normal le sang renferme, 1 gramme de sucre par 1.000 grammes et nous fabriquons par jour 2.000 grammes de sucre dont la moitié est utilisée par les combustions fonctionnelles ou nutritives, et l'autre redécomposée puis reformée par le foie. C'est un tourbillon incessant. On admet que le sucre alimentaire et la zoamyline se transforment dans l'organe hépatique en glycogène, puis, au fur et à mesure des besoins, en glucose des mutations nutritives et fonctionnelles.

Si le foie souffre, le sucre passe tel quel sans subir les métamorphoses isomériques de glycogène et glucose du sang. Ce sucre agit à la façon d'un corps étranger ; le muscle ne le consomme pas, les tissus ne le fixent pas, il doit être rejeté; d'où la glycosurie. Mais le foie est-il primitivement ou secondairement malade ? Quelle est la pathogénie du processus morbide, son point de départ ? Autant d'inconnues à dégager. Toujours est-il qu'il y a deux indications principales à remplir : 1° faciliter la consommation du sucre du glycosurique; 2° lui faire éliminer facilement par les reins ce sucre non consommé, antérieurement réfractaire aux métamorphoses de la glycémie normale, lequel joue dans l'économie le rôle d'une substance nuisible. Des expériences récentes tendent à démontrer que le diabète sucré serait ordinairement le résultat d'une production exagérée de sucre, d'une hyperglycémie. Quoi qu'il en soit, la Source Lithium activera la nutrition, alcalinisera les tissus, régularisera les fonctions hépatiques et lavera les intestins. Par ses propriétés diurétiques elle expulsera de l'économie le sucre quasi-toxique, point important, car si ce sucre imparfait ayant besoin d'un équivalent de diffusion considérable (7 grammes pour un) empruntait cette eau aux tissus afin d'élever la tension vasculaire et provoquer la polyurie, cette spoliation déshydraterait les tissus et amènerait, à bref délai, des complications terribles (amaurose, phtisie, etc.). Le diabétique doit boire, et beaucoup. L'action de l'eau de Santenay dans le diabète me paraît donc devoir être bien supérieure à celle de l'eau de Vichy puisque, tout en alcalinisant les tissus comme elle jusqu'au point voulu sans le dépasser, elle influence utilement le foie, purgeotte le tube digestif et provoque une diurèse abondante, sans exposer jamais le malade à l'action hypoglobulisante des eaux minérales à peu près uniquement minéralisées par le bicarbonate de soude. (Voir page 18).

Les peptones de la peptonurie réduisent les réactifs cupro-potassiques ou autres employés pour déceler la présence du sucre dans l'urine. Ils forment des peptonates bruns de cuivre ou potasse qui se déposent au fond du tube. On pense au diabète, on soigne illico en conséquence, alors qu'il s'agit d'un individu affaibli par une mauvaise hygiène, un abus chronique d'alimentation trop azotée. Il est donc toujours utile, avant de rechercher la présence du sucre, de chauffer un tube contenant 15 à 20 centim. cubes d'urine additionnée de quelques gouttes d'acide acétique et, s'il se forme un précipité plus ou moins abondant, de s'assurer de l'action de l'alcool sur cette masse floconneuse. Sa disparition prouvera que l'on a affaire à un peptonurique et non à un diabétique. Si, au contraire, l'alcool est inerme et que les réductions cupro-potassiques se produisent, il s'agira d'un diabète compliqué d'albuminurie.

FIÈVRES PALUDÉENNES — TELLURIQUES

Les beaux travaux et les découvertes du Docteur Laveran, mon ancien camarade, aujourd'hui professeur au Val de Grâce, ont démontré que les fièvres intermittentes et rémittentes, paludéennes ou telluriques, étaient dues à l'introduction dans le corps humain et à la pénétration dans le sang de microbes auxquels il a donné le nom d'hématozoaires ou hématophytes. Ces bacilles se reproduisent par germes ou spores dont la vitalité, la résistance aux agents de destruction (médicaments, phagocytisme) sont excessivement énergiques. Les hématozoaires arrivés à leur développement sécrètent des toxines spéciales, les versent dans l'économie et voilà la fièvre allumée. Comme dans toute microbiopathie, trois phases : infection, incubation, intoxication. Les accès qui se manifestent à intervalles éloignés, après des années de calme, sont dus à ces spores qui, ayant résisté aux traitements, sont parvenus à devenir hématozoaires. La rate en première ligne, les ganglions, le foie sont les centres de réunion, les dépôts où se réunissent, se conservent, se développent les spores et les foyers d'où elles partent, une fois majeures, pour cheminer avec le sang et exercer leurs ravages. Aussi existe-t-il toujours une hypertrophie de la rate, souvent énorme (on l'a vue descendre au détroit supérieur), du foie et des ganglions mésentériques.

L'avenir nous apprendra probablement que les ganglions sécrètent les leucocytes de même que la rate qui ébaucherait en plus la métamorphose des leucocytes élus en hématies. Le foie achèverait les transformations des jeunes hématies en globules rouges nouveaux et détruirait les anciens arrivés au terme de leur mandat. Les hématophytes, selon l'intensité et la force du sujet, retardent, diminuent ou suppriment (accès foudroyant et mort) par l'action de leurs toxines cette hématogénèse. La leucémie augmente, une anémie profonde se déclare, la nutrition tombe au minimum et les transsudations séreuses, preuve certaine de l'abaissement complet des échanges vitaux, apparaissent s'ajoutant aux ascite et œdème de compression dus à l'hypertrophie de la rate, du foie et des ganglions. C'est le marasme.

Bien que, je le répète, je n'aie aucun cas à relater, les malades atteints de ces fièvres trouveront, j'en suis persuadé, une grande amélioration, souvent même la guérison dans l'usage en boisson et en bain de l'eau de la Source Lithium. Dès la plus haute antiquité, en Grèce, en Egypte, dans tout le monde connu des anciens on a administré l'eau salée et les bains de sel dans le but de guérir des fièvres intermittentes rebelles.

Enfin, de nos jours, quand la quinine et l'arsenic ont produit des résultats peu satisfaisants, c'est encore aux mêmes moyens que l'on a recours, ainsi qu'on peut s'en assurer à Bourbonne-les-Bains dont la lymphe minérale serait parfaite si elle contenait du sulfate de soude, etc., etc.

La source de Santenay remplira toutes indications utiles :

1° Donner au sujet la force de lutter en relevant le taux de la nutrition ;

2° Antisepsier le sang, cette chair coulante, par ses chlorures de sodium et autres ;

3° Combattre l'anémie par son chlorure de potassium et le peu de bicarbonate de fer qu'elle renferme ;

4° Antisepsier les milieux de développement (rate, foie, ganglions) des hématophytes ;

5° Réduire les hypertrophies de ces organes et partant favoriser l'hématogénèse ;

6° Chasser au plus vite par l'action diurétique et fondante de ses sels de lithine les toxines élaborées par les hématozoaires ou la désassimilation vicieuse ;

7° Maintenir en bon état le tube digestif et annexes par ses sels sodiques.

8º Expulser de l'économie par les fèces, grâce aux effets laxatifs de son sulfate de soude, les déchets divers et les hématozoaires détruits et rendus impuissants.

MALADIES CUTANÉES

Des faits nombreux de dermopathies radicalement guéries à Santenay et environs, par l'eau de la Source Lithium, m'ont été narrés dans mon enquête thérapeutique. Leur explication naturelle résulte des considérations exposées (voir page 54) sur son action externe.

Les fonctions de la peau sont multiples et leur intégrité parfaite essentielle au fonctionnement régulier de l'organisme. Une brûlure légère en profondeur mais très étendue en surface peut entraîner la mort. A l'autopsie on trouve une congestion générale des muqueuses bronchique et intestinale. Les réflexes vitaux dont la peau est le point de départ s'éteignent.

Elle est le siège des corpuscules tactiles et traduit les impressions cérébrales par des phénomènes vaso-moteurs et sécrétoires. Ecorce protectrice et organe de sécrétions diverses, elle contribue puissamment au maintien de la température constante du corps au moyen de la réfrigération née de l'évaporation de la sueur. Ses glandes sébacées répandent à la surface un enduit gras qui lui donne son brillant et rend la perméabilite de l'eau plus difficile. La peau respire et supplée ainsi au déficit de la fonction pulmonaire chez les phtisiques, bronchitiques, cardiopathes et albuminuriques. Elle travaille plus en été qu'en hiver, saison où la sécrétion urinaire atteint son maximum.

Elle élimine une importante quantité de matériaux : acide sudorique, sels, acides gras non brûlés, graisses à peine dédoublées, souvent fétides (acides butyrique et valérique), sébum, urates, acide urique, urée, enfin une réduction en petit des toxines de la désassimilation générale.

Certains poisons ingérés suivent cette voie de sortie : la pilocarpine, les substances ammoniacales, le curare, de même les toxines des maladies infectieuses éruptives, rougeole, scarlatine, variole, suette, et aussi les toxines des ictères, etc., etc.

S'il y a surmenage, ralentissement de nutrition, dyscrasies, éliminations exagérées, voire même débilité originelle, la peau accomplit mal ses labeurs et des lésions anatomopathologiques souvent rebelles surgissent.

La déchéance de la peau reflète assez exactement celle du corps humain, et le terrain cutané devenant moins résistant les microbes qui le cernent et l'assaillent ont plus de prise.

Chez l'enfant il faut noter principalement l'herpès, l'impétigo, les eczémas suintants, le pemphigus non syphilitique ; chez l'adulte, la séborrhée, l'impétigo, l'eczéma, les tubercules de la peau (lupus), l'acné si commun chez les jeunes filles ; chez l'homme fait, les eczémas goutteux ou diabétiques, le lichen, le psoriasis, le pityriasis non microbien, etc., etc.

Le bain de Santenay amollira l'enveloppe cutanée, neutralisera les acides, dédoublera les corps gras, lessivera l'épiderme et tonifiera la peau revenue à son état normal. Bien entendu, l'eau devra être prise à l'intérieur puisque c'est sa puissance complexe, salutaire qui empêchera la reproduction des accidents que l'action, externe, le bain, aura dissipés localement en quelques jours.

MALADIES DES YEUX

En lavages et pulvérisations, l'eau minérale de Santenay procure, m'a-t-on affirmé, des résultats merveilleux dus à ses propriétés hypercriniques, antiseptiques et lessivantes. On m'a narré l'histoire d'une fillette strumeuse atteinte de taies se développant par poussées kératiniennes continues qui l'empêchaient de voir, compliquées de blépharite glandulo-ciliaire chronique. Les traitements classiques restant inactifs, on la conduisit à des spécialistes éminents dont les prescriptions, ponctuellement suivies, n'amendèrent pas notablement la triste situation du sujet. En désespoir de cause, on eut l'idée de la soumettre intus et extra au traitement par l'eau de Santenay. Au bout de quinze jours il y eut une amélioration telle que la vue revint. Aujourd'hui elle lit, coud, travaille comme tout le monde à la condition de reprendre les

lavages oculaires et l'eau en boisson aussitôt qu'un voile kérati-
nien, à peine sensible à l'observation, atténue les impressions
rétiniennes des objets.

MALADIES DE LA BOUCHE, DES AMYGDALES
ET DU PHARYNX

Pour les mêmes raisons, l'eau de la Source Lithium devra
réussir dans les affections chroniques de ces organes, mais à la
condition expresse d'être toujours administrée intus et extra.
(Gargarismes, inhalations et pulvérisations.)

AFFECTIONS VÉSICALES ET CACULS VÉSICAUX
AUTRES QUE CEUX
DE LA GRAVELLE URIQUE ET OXALURIQUE

Ces calculs se développent secondairement après lésions chroniques des voies urinaires et annexes ayant changé la crase des
urines qui, d'acides normalement, sont devenues alcalines. Souvent cette alcalinité se développe à la suite de catéthérismes irritants ou effectués avec des sondes non asepsiées qui transportent
dans le bas-fond de la vessie les *torulacés* de la fermentation ammoniacale. Ces calculs sont simples (rarement) ou composés. On y
trouve, au milieu et entre les couches, des matières organiques
ayant servi de centre d'attraction, des phosphates de chaux, des
phosphates ammoniaco-magnésiens, des phosphates de chaux de
magnésie et d'urate d'ammoniaque.

Chimiquement et pratiquement, les eaux bicarbonatées sodiques,
en toute première ligne, sont formellement contre-indiquées.

Que dire de l'emploi des eaux à peine alcalines, séléniteuses
(Contrexéville, Vittel, Martigny) ? Comment expliquer leur pré-
tendue action cicatrisante sur la muqueuse vésicale parce qu'elles
rendent à l'urine, devenue alcaline, l'acidité normale qu'elle doit
au phosphate acide de soude ? Je pense que l'influence nocive
des sulfo-carbonates de chaux de ces eaux froides qui s'éliminent
rapidement n'a pas le temps de se manifester dans toute sa plé-

nitude et qu'elles lavent tout simplement les voies urinaires, comme le ferait l'eau ordinaire normale, bue en grande quantité et qui contient moyennement 25 à 30 centigrammes au plus de sels de chaux.

L'eau de la Source Lithium que l'on sait alcaline pourra-t-elle rendre service aux calculeux en question, *intus et extra*, et de quelle manière? Il faut tout d'abord remarquer que l'eau de Santenay doit son alcalinité à du sulfate de soude dont l'action est principalement cholagogue et laxative et aux chlorures de sodium, potassium, lithium décomposés en quantités variables, selon les besoins de l'estomac, du duodénum, du pancréas du foie en acide chlorhydrique et carbo-lacto albuminates de soude. Le sulfate de soude se cantonne dans le tube digestif et annexes ainsi que les alcalins dus à la décomposition favorable d'une portion des chlorures. Le reste des chlorures passe dans le sang et les tissus.

Ceci posé, si l'on administre à un calculeux de cette espèce des verres d'eau de la Source Lithium, on n'aura pas, je crois, à redouter les effets des eaux uniquement bicarbonatées on séléniteuses, tandis que les effets antiseptiques des chlorures, diurétiques des chlorures, particulièrement de celui de lithium, laveront, désintoxiqueront les reins, les urètères, la vessie qu'ils débarrasseront des mucosités et des parcelles phosphatiques non encore encroûtées. En même temps, par ses autres propriétés, elle restaurera les forces du calculeux et décuplera sa résistance dans la lutte. Passons à l'action locale en injections dans les affections vésicales chroniques (catarrhes, cystites, névralgies du col, varices du bas-fond et du col, prostatites) dus à des causes bacillaires inflammatoire et calculeuse. Ici je suis certain que les résultats seconderont les espérances à la condition de porter la température de l'eau à 37° et d'effectuer de grands lavages à double courant.

Chez les femmes et les jeunes filles leucorrhéiques, très souvent en raison de plusieurs causes, l'urine devient ammoniacale par suite des bacilles émigrant du vagin. Je me rappelle, dans un cas analogue, avoir remplacé les injections boriquées, pratiquées de

longue date sans succès décisif, par les lavages à l'eau de Santenay qui ont supprimé rapidement cette puanteur vésicale.

La brièveté de l'urèthre chez les femmes leur permet de procéder elles-mêmes, après quelques leçons, à cette toilette spéciale
de la vessie en prenant toutes précautions d'asepsie des sondes
et d'antisepsie après opération.

ANTISEPSIE INTESTINALE

Fièvre typhoïde — Dysenterie — Diarrhées chroniques — Choléra.

Avant de terminer cette course rapide à travers le domaine
pathologique et thérapeutique, je ne peux résister au désir de
clore cette revue sans attirer l'attention des médecins sur l'action
utile et bienfaisante qu'ils sont en droit d'attendre, à mon avis,
de l'administration à doses assez élevées de l'eau de la Source
Lithium dans la fièvre typhoïde, la dysenterie, les diarrhées
chroniques et le choléra.

La fièvre typhoïde provient de l'infection par le bacille d'Eberth ;
la dysenterie et les diarrhées de Cochinchine par des anguillules
et un bacille supposé non encore isolé ; les diarrhées chroniques
par des saccharomycètes, des bactériums coli, sarcines, etc., etc. ;
le choléra asiatique par le bacille-virgule de Koch dont on vient
de découvrir le vaccin, paraît-il, à l'Institut Pasteur.

Tous ces bacilles ont leur domicile élu dans l'intestin grêle et
le gros intestin. Le bacille d'Eberth n'envahit la rate, les ganglions,
le foie que plus tard. Or tous les thérapeutes cherchent, en vue
de la guerison, à réaliser l'indication capitale de l'antisepsie intestinale. C'est ainsi que l'on a prôné le naphtol, l'iodoforme, les
salicylates, de conserve avec le charbon et le sous-nitrate de bis-
muth qui absorbent les gaz putrides et emprisonnent les bacilles.
Ces antisepsies de laboratoire, transportées dans la pratique,
n'ont pas donné des résultats très appréciables. — Il faut de très
grandes quantités de liquides pour antisepsier les surfaces intestinales, les déterger ; il est urgent de recevoir les bacilles patho-
gènes dans des vases contenant des liquides aseptiques. Ces indications capitales, l'eau de la Source Lithium les remplira, j'en

suis convaincu, par ses propriétés antiseptiques et laxatives. Plus tôt on la prescrira, plus limités seront les désastres produits par les bacilles bathogènes de l'intestin et plus précoce sera le retour à la santé.

MODE D'EMPLOI

Une expérience des eaux minérales qui embrasse près de vingt années m'a confirmé dans la sévère application des deux règles suivantes :

1° *L'eau minérale, véritable médicament naturel, si puissant quand il est bien choisi, dans le traitement des maladies chroniques diathésiques ou locales, doit être bue lentement en commençant par de faibles doses, jusqu'à ce que la tolérance soit bien établie.* La tolérance comprend la lutte contre la saveur particulière, la résistance à l'absorption et les premiers effets évidents sur l'organisme. Je m'explique.

Lorsque l'impression première sur le goût (eaux magnésiennes), l'odorat (eaux sulfureuses), est par trop désagréable, le patient se hâte d'en finir, il avale d'un trait. Maître Gaster, impotent lui-même (il s'agit de malades), est peu satisfait de cette brusque irrigation; assez souvent il traduit son mécontentement par des nausées ou des vomissements. Le buveur indocile, œil de taupe pour lui, met sa mésaventure sur le compte de l'eau et du médecin; il se rend avec répugnance à la buvette et suit mal sa cure. Au contraire la période de tolérance bien établie (deux, trois, quatre jours selon la nature de la source et l'état du souffrant) tout passe comme une lettre à la poste.

Le verre d'eau doit contenir 150, 180 grammes au plus. Dans les stations à eau minérale uniquement séléniteuse agissant mécaniquement (voir page 14) par la quantité énorme (vingt verres quotidiens) qui est absorbée, j'ai vu des hanaps d'un tiers, d'un demi-litre même. Il faut un courage surprenant, une confiance aveugle pour se soumettre bénévolement à ce supplice de l'entonnage forcené.

2° *Lorsqu'on fait la cure dans l'endroit même où jaillit la source, il faut boire l'eau de bonne heure, debout et mieux au pas de causerie, le matin à jeun, l'après-midi à 4 heures de distance du déjeuner, et pas du tout aux repas, de crainte de provoquer le dégoût de l'estomac.*

Les hyperchlorotiques et anémiques bouffis, à teint cireux, blême, doivent boire de bonne heure au lit jusqu'au réveil prochain de l'organisme. Quelquefois même, en raison de l'intolérance des premiers jours, sera-t-il opportun de leur en laisser boire aux repas dans du vin blanc ou rouge ou du lait.

Jadis, avec grande raison selon moi, on ne prenait l'eau que dans la matinée (de 5 à 10 heures), le dernier verre une heure 1/2 avant le grand déjeuner. Il en est encore ainsi dans beaucoup de stations allemandes. En France où l'on obéit à la mode, où les usages les plus rationnels fléchissent devant ce tyran aimé et imposé le plus souvent par des paresseux ou des innovateurs peu sensés, on commence tard dans la matinée et l'on reboit l'après-midi. L'administration de l'eau seulement aux premières heures du jour, permet les longues promenades, les grands repos en forêt, sur les plateaux des monts et collines, sans la préoccupation de la cure post-méridienne. Or l'on sait que les changements fréquents de milieux dans la zone qui entoure la station thermale, les charmes des parties de plaisir sans apprêts, l'oubli momentané des soucis de la vie, de l'étiquette, la plus grande liberté d'allures, l'excitation passagère délicieuse des rencontres imprévues agréables, les élans des liaisons nouvelles qui doivent durer éternellement et vivent l'espace de quelques jours, ou bien la possibilité de jouir à souhait d'un calme réparateur, on n'ignore pas, dis-je, que toutes ces causes de renouveau, tous ces changements provisoires dans l'existence activent les échanges nutritifs, calment le système nerveux et contribuent au retour de la santé.

Lorsque l'eau minérale est froide ou tiède (pas plus de 22°), qu'elle doit agir lentement afin de dissoudre certains excreta en excès dans le corps et, par suite, rester longtemps dans la masse sanguine, il faut plonger le verre d'eau dans un récipient rempli d'eau très chaude de façon à porter la température du breuvage minéral à 37° (gravelle, goutte, rhumatismes). C'est une pratique séculaire à Kissingen, Marienbad, Hombourg, Tarasp et à Salzchlirf aussi probablement. —

Quand au contraire l'on recherche des effets immédiats tendant à débarrasser l'économie de corps étrangers volumineux (calculs rénaux, hépatiques) l'eau froide ou à peine tiède, plus diurétique, cholagogue et laxative, expulsera rapidement les calculs rénaux soulevés, polis, fondus en partie, ainsi que les calculs hépatiques entraînés par la sécrétion biliaire, momentanément accrue, et les flots de liquides intestinaux.

Souvent, en raison des cas, on devra alterner l'eau chaude et l'eau froide.

L'eau minérale de la Source Lithium, à cause de son énergique et complexe activité, n'oblige pas le patient aux débauches de boisson en honneur dans les stations à eaux uniquement séléni-teuses, sulfo-carbonatées calciques des groupes Vosgien (Contre-xéville, Martigny, Vittel) et Pyrénéen (Encausse, Barbazan, Capvern, Aulus).

Deux à quatre verres suffisent aux chlorotiques, anémiques, dyspeptiques et dans la majorité des cas.

Quatre à six verres lorsqu'on désire un effet laxatif plus pro-noncé, lequel s'obtient après le deuxième verre, voire même le premier. Enfin de six à huit verres si l'on tient à purger le malade, à déterminer une intense *vis a tergo* cholagogue (lithiase biliaire), une poussée diurétique décisive (gravelle).

Toutefois qu'il s'agisse d'action diurétique, fondante, laxative, purgative, le résultat se produit inconsciemment, sans coliques, douleurs ni irritation secondaire.

CURE A DOMICILE

Mais la saison des eaux est passée, on craint le retour des accidents et l'on veut perpétuer les avantages acquis, prévenir les accès comme dans la goutte, les rhumatismes, la gravelle, modi-fier complètement la constitution, annihiler les diathèses, activer les mutations nutritives (tempérament), brûler l'obésité, etc., etc. Dans ce cas il sera bon de continuer l'emploi de l'eau de la Source Lithium chez soi. En thèse générale, toujours mieux vau-dra suivre les préceptes du traitement à la station, par conséquent boire le ou les verres le matin à jeun avec intervalles. Seulement les préoccupations de la lutte pour la vie, les exigences sociales effaceront souvent de la mémoire les obligations sanitaires; la cure se fera à bâtons rompus. Alors il deviendra très opportun de la compléter à table en mouillant le vin blanc ou rouge d'eau de la Source Lithium, l'une des plus inaltérables que je connaisse.

Au repas, aussitôt qu'on a rempli le verre, la bouteille doit être close avec un bouchon non perforé à son extrémité interne. Si, le repas terminé, la bouteille n'a pas été achevée, il faut la renverser, goulot en bas entouré d'une éponge humide ou mieux plongeant dans un seau contenant un peu d'eau. Ces précautions empêchent toute altération par l'oxygène ou les microbes de l'air.

CONTRE-INDICATIONS

Par déférence envers les us et coutumes, mentionnerai-je les maladies aiguës et les affections des gros vaisseaux? — Non. Qui va aux eaux, atteint d'une hyperpathie? qui, en semblable occurrence et en supposant, malgré l'acuité du mal et de la fièvre, un équilibre cérébral convenable, pourra concevoir que le patient, *mens compos sui*, s'administre une eau minérale, *de proprio motu*? — Personne...

Alors... les affections du cœur et des gros vaisseaux!... Mais on purge ces dégénérés et on leur administre les alcalins, les chlorures, les iodures. J'estime même que l'artério-sclérose sera retardée, endiguée par l'eau de la Source Lithium et, partant, les craintes de rupture, d'embolie athéromateuse.

De même dans les cardiopathies, la saignée séreuse provenant du sulfate de soude rendra de grands services en régularisant l'hydraulique cardio-vasculaire.

Je ne connais donc pas de contre-indications scientifique, sérieuse à l'usage de cette eau en boisson.

Au contraire, s'il s'agit de bains, douches, les contre-indications existent, pas rares même, basées sur l'action constrictive primordiale de l'eau des bains et douches qui fait refluer le sang vers les centres et prépare ou provoque des ruptures vasculaires; sur le changement de milieu (eau du bain), sur le poids de la couche aqueusé qui peut gêner la respiration, sur le choc mécanique du jet, de la lame, de la pluie, de la gerbe, enfin sur l'évaporation cutanée exagérée du corps subitement privé de vêtement dans l'hydrothérapie.

On se gardera de prescrire l'usage *externe* en bains, douches générales dans les cas de :

1° Artério-sclérose, athérôme degré plus avancé d'artério-sclé-rose ;

2° Affections du cœur, des gros vaisseaux;

3° Hyperémies actives ou passives des centres nerveux.

TRANSPORT

L'eau minérale de la Source Lithium en bouteilles bien bouchées est une des eaux les plus fixes, les moins altérables qui existent. On peut même affirmer qu'elle conservera indéfiniment ses propriétés si le bouchage est hermétique. J'en ai goûté, examiné qui avait plus d'un an de bouteille, je lui ai trouvé mêmes limpidité, transparence et goût que si l'on venait de la prendre à la Source.

ÉTAT ACTUEL

A Santenay, jusqu'à ce jour, on s'est contenté de boire les eaux un peu sur place, beaucoup à domicile. Pas de réclame. La clientèle se recrute par simple expansion de l'un à l'autre, les malades racontant à leurs amis et connaissances les bienfaits qu'ils ont retirés de ces eaux.

Pour répondre aux vœux si souvent exprimés des souffrants, espérons qu'il y aura, l'année prochaine, un établissement thermal modèle, un hôtel des thermes, enfin un casino convenable et non le tripot écœurant de certaines villes d'eaux.

Omne tulit punctum qui miscuit utile dulci.

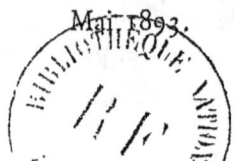

Mai 1893.

TABLE DES MATIÈRES

Mâcon, Protat frères, imprimeurs.

www.ingramcontent.com/pod-product-compliance
Lightning Source LLC
Chambersburg PA
CBHW070828210326
41520CB00011B/2163